Abnehmen am Bauch

Den Stoffwechsel beschleunigen und langfristig abnehmen durch zuckerfreie Ernährung und Intermittierendes Fasten

von

Ole Habbelter

1. Auflage 2018

Haftungsausschluss

Die Informationen, die Sie in diesem Buch finden, wurden mit größter Sorgfalt aufbereitet. Der Autor übernimmt keinerlei Gewähr für die Aktualität, Korrektheit, Vollständigkeit oder Qualität der bereitgestellten Informationen und weiteren Informationen. Haftungsansprüche gegen den Autor, welche sich auf Schäden materieller oder ideeller Art beziehen, die durch die Nutzung oder Nichtnutzung der dargebotenen Informationen bzw. durch die Nutzung fehlerhafter und unvollständiger Informationen verursacht wurden, sind grundsätzlich ausgeschlossen, sofern seitens des Autors kein nachweislich vorsätzliches oder grob fahrlässiges Verschulden vorliegt.

Das Buch enthält Links zu Informationen Dritter, auf deren Inhalte der Autor keinen Einfluss hat. Deshalb kann er für die fremden Inhalte auch keine Gewähr übernehmen. Für die Inhalte der verlinkten Seiten ist stets der jeweilige Anbieter oder Betreiber der Seiten verantwortlich. Die verlinkten Seiten wurden zum Zeitpunkt der Verlinkung auf mögliche Rechtsverstöße überprüft. Rechtswidrige Inhalte waren zum Zeitpunkt der Verlinkung nicht erkennbar.

Ole Habbelter, 2018

Inhaltsverzeichnis

Fettverbrennen am Bauch

Wer träumt nicht von einem gesunden, schlanken und fitten Körper und davon sich keine Gedanken machen zu müssen, ob die nächste Speise sich sofort an die Hüften, Oberschenkel oder den Bauch ansetzt? Vor allem das am Bauch angesetzte Fett ist für viele Personen eine Qual los zu werden, dabei ist genau jenes am aller gefährlichsten und sollte unbedingt vermieden werden. Wenn es bereits da ist, ist es für Ihre eigene Gesundheit wichtig, zu versuchen dieses mit Hilfe einer gesunden Ernährung und gezieltem Training zu „verbrennen".

Einleitung

In diesem E-Book geht es darum, Ihnen dabei zu helfen, langfristig und möglichst ohne zu hungern, Ihr Bauchfett los zu werden. Ernährungstipps und Ideen für Trainings sind für gesunde erwachsene Frauen und Männer konzipiert, die motiviert sind und sich dazu entschlossen haben, einen Schritt in Richtung eines gesünderen Lebens zu machen.

Bitte achten Sie auf sich. Bei bestehenden Vorerkrankungen, Unverträglichkeiten oder Allergien, muss jeder für sich selbst denken. Klären Sie bei Erkrankungen wie beispielsweise Bluthochdruck, beginnendem oder bestehendem Diabetes oder anderen Krankheiten, Ihre Ernährungsumstellung mit einem Arzt ab. Wenn Sie merken, dass gewisse Lebensmittel Ihnen nicht gut tun, meiden Sie diese natürlich.

Dies gilt selbstverständlich auch für die Trainingstipps. Bei chronischen Schmerzen, hören Sie auf Ihren Körper und beginnen Sie die Übungen langsam und bewusst, vielleicht sprechen Sie sogar zuerst mit einem Physiotherapeuten und oder lassen sich ein medizinisch auf Sie zugeschnittenes Training erstellen.

Dieses E-Book soll Ihnen dabei helfen, ein allgemein gesünderes Leben zu führen und Sie nicht foltern.

Ihre Körperzusammensetzung

Unsere Körper sind verschieden aufgebaut und unterscheiden sich in je nach Ihrem Lebensstil in Fettanteil und Muskelanteil. Je nachdem, wie viel Muskelmasse Sie besitzen, desto höher ist auch der Wasseranteil, da Muskeln zu etwa 70% aus Wasser bestehen. Je höher der Fettanteil eines Körpers ist, Fett ist wasserfreie Masse, desto weniger ist im Vergleich die Wassermasse wenn man sie mit dem eines Sportlers vergleicht. Nun haben Frauen aufgrund ihrer Körperzusammensetzung einen etwas höheren Fettanteil als Männer, welcher nicht ungesund ist, da die meisten Frauen eine weibliche Fettverteilung haben. Hier setzt sich das Fett hauptsächlich an den Hüften, Gesäß und Oberschenkeln an. Bei Männern ist es oft etwas problematischer. Das Fett ist bei vielen Männern oft um den Bauch herum angesammelt und dabei nicht unbedingt weich. Man spricht von einem sogenannten „Bierbauch“, der nicht weich ist, sondern sich eher kompakt anfühlt. Dieses Fett sitzt nicht unter der Haut sondern an den Organen, vor allem an der Leber und erhöht Ihr Risiko eine Herz-Kreislauf- Erkrankung zu bekommen ungemein.

Ihr BMI

Ihr BMI ist ein guter Indikator, ob Sie etwas an Ihrem Gewicht ändern sollten oder nicht. Der BMI wir berechnet, indem Sie Ihre Körpermasse in Kilogramm durch Ihre Körperhöhe in Metern hoch 2 berechnen. Der ideale BMI liegt zwischen 18,5 und 25. Ein Wert unter 18,5 bedeutet Untergewicht und ein Wert über 25 Übergewicht, wobei man ab dem Wert 30 von Adipositas spricht. Es gibt viele BMI Rechner im Internet und Apps, mit denen Sie Ihr Gewicht tracken können, so dass Sie, wenn Sie abnehmen, gleich sehen können, wie Ihr Erfolg ist. Installieren Sie sich eine App mit guter Rezension, den die meisten von uns haben das Smartphone ja immer bei der Hand und es ist auf jeden Fall eine gute Idee, es sinnvoll zu nutzen.

Wie es aber bei so vielen Methoden, die die Gesundheit unseres Körpers bestimmen sollen der Fall ist, sagt Ihnen Ihr BMI nicht, ob Sie nun einfach sehr gut trainiert sind, und deswegen „zu viel“ wiegen, oder ob Sie zu viel Fett angesetzt haben. Nun werden Sie das wahrscheinlich am besten selbst wissen, eine andere Herausforderung ist es jedoch, zu erkennen, ob Sie eine feminine oder eine androgyne Fettverteilung haben. Die feminine oder weibliche Verteilung ist dabei, wie bereits erwähnt, mit weniger Krankheitsrisiken verbunden.

Das gefährliche Bauchfett

Haben Sie ein Maßband zur Hand? Um herauszufinden, ob Sie ein erhöhtes Risiko für bestimmte Krankheiten aufgrund eines erhöhten Bauchfettes haben, ist dieses die günstigste und schnellste Testmethode.

Der Bauchumfang wird etwa zwei Finger breit über dem Bauchnabel gemessen und sollte bei Frauen auf jeden Fall unter 88 cm liegen, bei Männern unter 102 cm.

Wenn der Wert darüber liegt, haben Sie ein deutlich erhöhtes Krankheitsrisiko und sollten unbedingt einige Änderungen in Ihrer Ernährung und an Ihrem Lebensstil vornehmen. Aber auch wenn die Werte darunter liegen und Sie gerne überschüssiges Fett abnehmen möchten, ist es auf jeden Fall ein guter Indikator, den Bauchumfang zu messen, anstatt zu sehr auf die Kilos zu achten, die die Waage anzeigt.

Warum ist nun Bauchfett so gefährlich? Der Grund dafür ist, dass es kein subkutanes Fett ist, dass sich unter der Haut ansammelt sondern viszerales Fett. Das bedeutet, dass es sich um Organe wie die Leber und den Darm ansammelt. Dadurch werden deren Funktion eingeschränkt. Ein bekanntes Problem ist die Fettleber, die vor allem durch übermäßigen Alkoholkonsum, Übergewicht und Diabetes entsteht und auch genau durch diese Punkte vermieden werden kann. Dieses Fett ist sehr aktiv und je mehr davon vorhanden ist, desto mehr Botenstoffe kann es bilden und andere Funktionen unseres Körpers beeinträchtigen. Bluthochdruck, Risiko für Diabetes und Erkrankungen des Herz-Kreislauf-Systems sind die Folge. Herzinfarkt und Schlaganfall können Folge sein und sogar das Leben bedrohen.

Am besten ist es für Männer einen Bauchumfang zu haben, der unter 94cm liegt, und für Frauen unter 80cm. Die Maße unter diesen Werten werden mit einem niedrigen Risiko an Herz-Kreislauferkrankungen assoziiert. Natürlich muss man hier etwas auf die Körpergröße achten und bei sehr kleinen Personen, wie auch sehr großen, gelten entsprechend abgewandelte Werte. Hier ist jedoch von Menschen die Rede, deren Körpergröße wirklich unter- oder überdurchschnittlich ist.

Schlechte Fette

Sie haben wahrscheinlich schon einmal davon gehört, dass es „schlechte" und „gute" Fette gibt. Nun ja, das ist richtig und falsch zur selben Zeit. Denn selbst das beste Fett wird Sie, wenn Sie zu viel davon konsumieren, dick machen und selbst das „schlechteste", aber natürliche Fett, kann Ihnen Energie geben, wenn Sie am Verhungern wären. Nun kommt es selten in unseren Breiten vor, dass wir vor dem Problem des (unfreiwilligen) Hungerns stehen, das heißt, wir sollten uns darauf fokussieren, möglichst „schlechte" Fette zu vermeiden, damit diese sich nicht in uns ansammeln und stattdessen besser „gute" Fette konsumieren, die uns helfen können unseren Körper gesund zu halten.

Was sind also Fette, die wir reduzieren und meiden sollten?

Gesättigte Fettsäuren sind Fette aus hauptsächlich tierischen Produkten, die dazu in der Lage sind, unsere Arterien zu verkleben und unser Schlaganfallrisiko damit erhöhen. Menschen mit einem hohen Blutdruck und hohen Cholesterinwerten im Blut sind besonders gefährdet.

Rotes Fleisch wie Rind, Schwein, aber auch exotischeres

Fleisch, sollten vermieden werden, denn diese können unseren Cholesterinspiegel ansteigen lassen. Milchprodukte, die sehr reich an Fett sind wie Butter, Rahm und Sahne, sollten ebenso vermieden oder zumindest reduziert werden.

Gute Fette

Pflanzliche Fette, vor allem jene mit möglichst vielen ungesättigten Fettsäuren, sind dafür bekannt, in unserem Körper zu sanieren und sie übernehmen viele andere Funktionen. Für uns am wichtigsten ist, dass Sie in der Lage sind, unseren Cholesterinspiegel zu senken, wenn dieser zu hoch ist und unsere Blutgefäße zu schützen. Durch Sie wird manches Gewebe in uns „geschmeidig“ gehalten und und wir benötigen Sie für die Funktionen unserer Zellen.

Kaltgepresstes Olivenöl ist eines der pflanzlichen Fette, das unbedingt, bei egal welcher Ernährungsform, eine Rolle spielen sollte. Dabei sollte es nicht hoch erhitzt werden, da die Wärme seine Struktur zerstört und es dann gar nicht mehr so gesund ist. Verwenden Sie es also hauptsächlich für Salate und Kaltspeisen, oder verfeinern Sie Ihre Gerichte nach dem Braten oder Kochen damit.

Fisch: Fisch und manche Pflanzen wie Chia Samen oder Leinsamen beinhalten Omega Fettsäuren im richtigen Verhältnis, so wie unser Körper es am liebsten hat. Omega 3 – und Omega 6 Fettsäuren können in unserem Körper selbst nicht hergestellt werden, das heißt, wir sind darauf angewiesen, diese zu uns zu nehmen. Diese Fettsäuren sind in der Lage das Risiko für Herz-Kreislauferkrankungen zu senken und sind für unsere Zellwände wichtig. Weiters können Sie den Cholesterinspiegel senken.

Diäten zur Fettverbrennung

Nun gibt es zwei Grundregeln im Spiel um den Sieg gegen das Bauchfett. Nummer eins ist die Ernährung und Nummer zwei ist die Bewegung und der restliche Lebensstil.

Es muss keine spezielle Diät verfolgt werden um das Bauchfett loszuwerden. Solange Sie Fett abbauen, wird auch das am Bauch immer weniger. Wichtig ist es jedoch bei viszeralem Bauchfett, vor allem für Männer, ein paar wichtige Lebensmittel in die Ernährung zu integrieren und ein paar andere weg zu lassen oder zu vermeiden.

Sie können durch einfaches Kalorienreduzieren Gewicht abnehmen, dabei sollten Sie jedoch nicht mehr als 300 Kalorien pro Tag an Ihrer Ernährungsweise einsparen. Wichtig ist auch beim Abbauen von Bauchfett, und Leberfett, dass Sie genügend Protein zu sich nehmen. Im Falle einer Mangelernährung oder zu drastischen Kalorienreduktion, kann die Leber sogar noch stärker verfetten.

Ein ernstes Wort über Diäten

Wichtig ist es bei Diäten, oder Ernährungsformen, die langfristigen Gewichtsverlust zur Folge haben sollen, nicht zu hungern. Hungern versetzt unseren Körper in einen Energiesparmodus, der es erschwert, Fett zu verbrennen. Die Zellen, die das Fett speichern werden dabei so programmiert, dass sie möglichst alle Energie, die dem Körper zugeführt wird, als Fett einlagern. Dieses Phänomen erkennt man spätestens, wenn man sich nach einer stark Energiereduzierten Diät wieder normal ernährt und schnell das gesamte verlorene Gewicht oder mehr wieder an den Hüften hat. Wenn Sie schon eine oder sogar mehrere Diäten hinter sich haben, sind kennen Sie vielleicht diesen sogenannten „Jo-Jo-Effekt“.

Also: Hungern Sie nicht, es ist es nicht wert, im Gegenteil, Sie erschweren es sich damit sogar, effizient abzunehmen. Es geht halt nicht von Heute auf Morgen, genau wie Sie Ihr Fett nicht in nur einer Woche zugenommen haben, ist es auch nicht nur in einer Woche loszuwerden.

Fettreduktion

Eine der einfachsten Arten um abzunehmen ist die Reduktion von Fett. Fett hat pro Gramm 9 Kalorien und hat somit den höchsten Energiegehalt unter den Makronährstoffen.

Fett zu reduzieren kann ganz einfach gehen, indem Sie fettes Fleisch und Milchprodukte, wie Butter, Käse und Sahne vermeiden oder stark reduzieren. Es ist dabei oft nicht sinnvoll auf Diätprodukte zurückzugreifen, die andere Zusatzstoffe beinhalten oder eine Menge Zucker. Am besten ist es, zu fettärmeren Varianten zu greifen, wenn Sie wirklich dieses Lebensmittel „brauchen“. Ein Umstellen von fettreichem Käse auf einen etwas fettärmeren und das starke reduzieren der Butter die man verwendet, oder süße Aufstriche wie Haselnusscreme etc., können schon einen großen Unterschied machen.

Normalerweise beträgt die empfohlene Zufuhr an Fett verglichen mit unserem Tagesbedarf an Kalorien 30% Wenn Sie also 2000 Kalorien zu sich nehmen wären das also 600 Kalorien. Wenn Sie Ihren Fettanteil um die Hälfte verringern, also 15% Fett zu sich nehmen, wären das 300 Kalorien und Sie können lockern die 300 Kalorien einsparen um abzunehmen. Dabei reduzieren Sie nicht nur Ihren Fettanteil in der Ernährung sondern bauen zusätzlich Energie im Wert von 300 Kalorien pro Tag ab.

Kohlenhydratreduktion

Wenn Sie Kohlenhydrate reduzieren möchten, ist es am sinnvollsten, dies am Abend zu tun. Essen Sie komplexe Kohlenhydrate wie Vollkornprodukte am Morgen und bleiben Sie dafür am Abend etwas hungrig.

Durch Kohlenhydrate sollten laut den Empfehlungen etwa 60% der Energie, die wir an einem Tag zu uns nehmen bereit gestellt werden. Kohlenhydrate liefern pro Gramm 4 Kalorien und um 300 Kalorien einzusparen müssten wir daher 75 Gramm einsparen. Das fällt gar nicht so schwer, wie Sie vielleicht denken. Trinken Sie gesüßte Getränke? Saft zum Verdünnen, Softdrinks etc.? Schluss damit! Essen Sie hin und wieder einen Schokoriegel, Bonbons oder andere Süßigkeiten? Da haben Sie Ihren Zucker. Zucker ist nichts anderes als ein Kohlenhydrat, in reiner Form, das unserem Körper außer Energie nichts zu bieten hat und unbedingt vermieden werden sollte. Also versuchen Sie einmal auf Ihren Lebensmitteln zu lesen, was die Kohlenhydratmenge ist, und was die Menge an Zucker an den angegebenen Kohlenhydraten. Niemand sollte an sich über 50 Gramm reinen Zucker pro Tag zu sich nehmen. Denken Sie an ein Stück Würfelzucker. Dieser hat 4 Gramm. Wären also 12 Stück Würfelzucker. 1 ½ Schokoriegel (Mars, Twix, Bounty etc.) oder etwa 85 Gramm Nutella. Mit einer dieser Auswahlen wäre Ihr Tageslimit erreicht und um 75 Gramm Kohlenhydrate einzusparen, ist es am besten, die 50 Gramm reinen Zucker so weit es geht zu streichen und auf Vollkornprodukte zurückzugreifen, die auch noch eine Menge an Ballaststoffen und Protein enthalten und nicht nur Kohlenhydrate.

Ein weiterer Punkt auf den Sie achten können ist Weißmehl. Indem Sie Brot und Gebäck aber auch Nudeln und Pasta und Frühstücksflocken gegen hochwertige Vollkornprodukte austauschen, sparen Sie sich „leere Kohlenhydrate“ und bleiben noch dazu länger satt.

Mediterrane Diät für ein gesundes Herz

Die mediterrane Ernährungsform ist nicht gerade die fettärmste, ganz im Gegenteil. Sie beinhaltet zwei Fette sogar im Übermaß und zwar Olivenöl und Fischfett. Eine Kombination aus reichlich Gemüse zubereitet mit Olivenöl und Speisen mit Fisch sind für das Herz gesund und können den Cholesterinspiegel senken, wenn dieser zu hoch ist. Das Risiko für viele ernährungsbedingte Erkrankungen wird nachweislich durch die mediterrane Kost gesenkt.

Für Snacks zwischendurch halten Sie sich frische Früchte und Nüsse bereit, die Sie statt verarbeiteten Lebensmitteln zu sich nehmen. Trinken Sie hauptsächlich Wasser.

Rotes Fleisch wird kaum gegessen, dafür aber Huhn oder Pute. Verwenden Sie reichlich Kräuter zum würzen und weniger Salz. Es gibt viele verschiedene Ansätze für die Mediterrane Diät oder auch Mittelmeer Diät genannt. Sollten Sie hohes Blutcholesterin haben, ist ein Blick in eine Broschüre eine gute Idee. Die Basics sind jedoch immer die selben: Olivenöl, Gemüse, Kräuter, Fisch, Nüsse.

Fettverbrennen

Nun geht es um die Wurst.

Was soll ich essen?

Was ist gesund und hilft mir abzunehmen?

Was muss ich aus meiner Ernährung weglassen?

Das sind wohl die wichtigsten Fragen um die es geht, wenn Sie Ihre Ernährung umstellen und jeder Mensch einen anderen Zugang zu Ernährung, je nachdem wie es von Kindheit an angelernt wird.

Kinder mit ernährungsbewussten Eltern, die im Kleinkindalter wenige Süßigkeiten essen durften und sich gesund ernährt haben, aber auch einen gesunden Zugang zum Essen gelernt haben, sind meist auch im Erwachsenen Alter bewusster, was Ihre Ernährung betrifft.

Kinder, die vielleicht schon in frühen Jahren Probleme mit Ihrem Gewicht hatten, haben es schwerer, sich umzugewöhnen, dafür haben Sie aber einen wirklich großen Einfluss auf Ihre Gesundheit und ihr eigenes Wohlbefinden. Es ist auf jeden Fall nie zu spät zu beginnen, wenn auch mit kleinen Schritten. Fangen wir also damit an, uns schrittweise gesünder zu ernähren.

Eine gesunde Ernährungsweise

Es gibt Lebensmittel die allgemein als „gesund“ bekannt sind. Dabei handelt es sich um unverarbeitete, möglichst unbehandelte Nahrungsmittel ohne Zusatzstoffen.

Obst, Gemüse, Getreide, Fisch und Fleisch, aber auch Kräuter ohne anderen Zutaten, die auf die Verpackung gedruckt werden müssen sind allen anderen vorzuziehen.

Eine gesunde Ernährung besteht aus einer Kombination von Kohlenhydraten, Protein und Fett in einem Verhältnis von 50-60%, 10-20% und 20-30%, für eine erwachsene Person, die etwa 2000 Kalorien täglich aufnimmt und auch verbrennt.

Eine optimale Mahlzeit ist eine Kombination aus Früchten und Gemüsen, die kaum Kalorien enthalten, Kohlenhydraten die Sättigen, einer kleinen Portion Eiweiß und etwas Fett, das normalerweise automatisch in den Kochprozess mit einfließt und unbedingt hochwertig sein sollte.

Insgesamt sollten Sie pro Tag 3 Portionen Gemüse und 2 Portionen Obst zu sich nehmen. Umgekehrt ist natürlich auch möglich, besser eine Portion mehr Obst als keine.

Obst und Gemüse enthalten viele Vitamine, Mineralien und Ballaststoffe, die für unseren Körper eine Vielzahl an Funktionen übernehmen. Diese „Beilagen“ auf unserem Teller bestimmen in Wirklichkeit zu einem Großteil den

Nährstoffgehalt unserer Speisen, ohne dabei den Energiegehalt groß zu beeinflussen und sollten daher auch in jeder Mahlzeit enthalten sein. Dank dem hohen Ballaststoffgehalt sättigen sie gut und je mehr Obst und Gemüse wir in unseren Hauptmahlzeiten zu uns nehmen, desto weniger Hunger haben wir später, wenn normalerweise oft ein Energietief auftritt.

Eine Reduktion von etwa 300- 500 Kalorien pro Tag sollte angestrebt werden, wenn Sie abnehmen möchten. Nach einer Woche können Sie somit bis zu 3500 Kalorien einsparen, welche in etwas einem halben Kilo Fett entsprechen, dass der Körper in dieser Zeit abbauen könnte. Dies ist natürlich nur dann möglich, wenn Sie sich auch ausreichend bewegen. Erwarten Sie nicht von Ihrem Körper in einem Monat 10 Kilo abzunehmen, es wäre weder gesund für Sie noch machbar, wenn Sie nicht irgendwelche schädlichen Medikamente einsetzen möchten.

Ein einfacher Trick um abzunehmen, ist es, verarbeitete Fleisch und Wurst Waren zur Gänze aus der Ernährung zu streichen und durch qualitativ hochwertigeres Fleisch ohne Zusätzen ersetzen und dieses zwei bis drei Mal pro Woche selbst zuzubereiten.

Lebensmittel zur Fettverbrennung

Hier einige Lebensmittel, die es schaffen, den Stoffwechsel anzukurbeln, Fett zu verbrennen und unseren Körper dabei noch dazu mit wichtigen Nährstoffen versorgen, die uns gesund halten.

Kaffee

Gute Nachrichten für Kaffeetrinker oder Kaffeetrinkerinnen. Kaffee, allerdings nur wenn Sie ihn ohne Milch und Zucker trinken, ist ein Energiebooster mit kaum Kalorien, der Ihren Stoffwechsel anregt und bei der Fettverbrennung helfen kann. Seien Sie vorsichtig, wenn Sie unter hohem Blutdruck leiden und trinken Sie nicht mehr als 3 Tasse pro Tag, je nachdem wie stark die Mischung ist. Kaffee wirkt, wenn Sie genug Wasser trinken, reinigend und spült Ihren Körper sozusagen durch, auch wenn Sie mit der Verdauung hin und wieder Probleme haben. Er kann auch bei gewissen Kopfschmerzen helfen und dafür sorgen, dass Sie sich besser konzentrieren können. Auf jeden Fall ist Kaffee aber ein Genussmittel und Ihr Körper sollte nicht davon abhängig sein, dass Sie morgens eine große Tasse dieses Getränkes haben, um in die Gänge zu kommen. Kaufen Sie im besten

Fall Bohnen im Ganzen und mahlen Sie diese zu Hause oder lassen Sie sie im Geschäft mahlen, um das Aroma am besten zu konservieren. Allen Personen, die öfter Kaffee trinken kann ich nur empfehlen eine Mokka Kanne oder eine French Press zu erstehen und keinesfalls Kaffeemaschinen mit Tabs. Nicht nur sind diese Tabs ein Fluch für die Umwelt, da sie eine Menge Plastikmüll verursachen. Es gibt auch noch hunderte von Variationen von Ihnen mit Aromen und Zusätzen, die Sie meiden sollten.

Ananas

Eine exotische Vitaminbombe, die eine Vielzahl an Wasserlöslichen Vitaminen enthält, aber auch Enzyme, die bei der Verdauung und der Fettverbrennung helfen. Neben dem hohen Wassergehalt und dem wunderbar erfrischenden Geschmack der Ananas, kann diese eine leicht entwässernde Wirkung besitzen. Die beste Zeit um Ananas zu essen, ist mindestens 30 Minuten vor oder eine Stunde nach einer Hauptmahlzeit. Die Wirkung der Enzyme ist dann am stärksten und Sie verhindern das Risiko Blähungen zu bekommen, wenn Ihre Magen eigenen Enzyme und die Enzyme der Ananas aufeinandertreffen, während Sie eine andere Speise verdauen.

Sauerkraut

Weißkraut, das durch Milchsäurebakterien fermentiert wurde, enthält eine Menge Bakterien die gut für unsere Darmflora sind und eine natürlich abführende Wirkung besitzen. Es ist ein Lebensmittel dass zur Reinigung des Körpers, des Verdauungstraktes und somit auch zum Abnehmen sehr gut eingesetzt werden kann. Gleichzeitig wirkt es als Probiotika und nährt die Bakterien in unserem Darm, die wir brauchen um gewisse Lebensmittel aufspalten zu können und die Nährstoffe besser zu verwerten. Fermentierte Lebensmittel sind im Allgemeinen sehr gesund für unseren Darm, in welchem laut der TCM, der Traditionellen Chinesischen Medizin, der Sitz unserer Gesundheit ist. Neben Sauerkraut können Sie auch einmal Kimchi probieren. Dieses finden Sie in Asia Shops und es gibt viele verschiedene Varianten davon. Kimchi ist vergorenes Gemüse und kommt ursprünglich aus Korea, ist aber in vielen asiatischen Ländern sehr beliebt.

Spargel

Spargel wirkt entwässernd auf den Körper, darum ist es von Vorteil beim Genuss dieses Gemüses sehr viel zu trinken und den Körper eine sanfte Spülung zu gönnen. Zu seiner gesunden Wirkung hat er kaum Kalorien und kann wunderbar als Beilage für Salate und eine Menge unterschiedlicher Gerichte verwendet werden. Vermeiden Sie die allzu beliebte Sauce Hollandaîse bei der Zubereitung Ihres Spargels. Nicht nur ist sie voller Fett, nein es ist auch noch dazu wirklich nicht das beste Fett. Schneiden Sie Spargel klein, dünsten oder braten Sie ihn und verwenden Sie ihn gemeinsam mit anderen Gemüsen mit Saucen, die Sie gerne haben. Ich kann Sojasauce sehr empfehlen.

Artischocke

Artischocken enthalten Inulin, einen Zucker, der verarbeitet wird, ohne von der Bauchspeicheldrüse Enzyme zu benötigen. Gegessen werden die Blüte der Pflanze, gekocht oder eingelegt. Die enthaltenen Bitterstoffe und Säuren helfen bei Völlegefühl und unterstützen die Produktion und Sekretion von Gallenflüssigkeit. Damit unterstützen sie die Verdauung von fetten Speisen. Die Artischocke ist ein ideales Nahrungsmittel, um den Stoffwechsel anzuregen und abzunehmen. Es landet in unseren Gebieten meist nicht besonders oft auf dem Tisch, wer jedoch die Chance hat, hin und wieder Artischocken egal ob ungekocht, gegart oder eingelegt zu ergattern, sollte diese nutzen.

Brokkoli

Ein Gemüse mit einem hohen Anteil an Vitaminen und Mineralstoffen und gleichzeitig kaum Kalorien. Aus einer gesunden Ernährung ist dieses Gemüse kaum wegzudenken und sollte unbedingt mindestens ein mal pro Woche in ein Gericht integriert werden. Die beste Zubereitungsart ist hierbei das Garen in einem speziellen Gargerät aber auch normalen Topf in einem Sieb mit Wasser. So, dass das Gemüse nicht mit dem Wasser in Berührung kommt und seine gesamten Vitamine verliert, die anschließend weg gelehrt werden.

Apfelessig

Ein wahres Trickmittel zum Abnehmen ist Essig. Die Säure unterstützt die Spaltung der Nahrung im Magen und erleichtert die Verdauung. Am günstigsten ist es wohl naturtrüben Apfelessig zu verwenden. Kaufen Sie eher Produkte in Glasflaschen, da diese qualitativ meist etwas besser sind. Wenn Sie keinen empfindlichen Magen haben, können Sie einfach morgens auf leeren Magen, einen oder zwei Esslöffel Apfelessig „trinken“. Dieser hat auf jeden Fall die selbe Wirkung wie die Tasse Kaffee in der Früh, lassen Sie sich also besser etwas Zeit, bevor Sie das Haus verlassen. Etwas sanfter wäre es, in ein Glas lauwarmes Wasser einen Schuss Essig zu kippen und diesen zu trinken. Dieser kleine Trick am Morgen kann Ihnen helfen, ihren Körper aufzuwecken und den gesamten Organismus in Schwung zu bringen. Zudem kann Essig bei vielen leichten Erkrankungen helfen und zum Beispiel den Hals reinigen, also Bakterien im Mund und Rachen unschädlich machen.

Zitrone und Limette

Zitrusfrüchte sind nicht nur hervorragende Lieferanten von Vitamin C und anderen wasserlöslichen Vitaminen, sondern besitzen eine reinigende und entschlackende Wirkung. Diese kann beim Gewichtsverlust helfen. Wenn Sie Probleme damit haben, ausreichend Wasser zu trinken, bereiten Sie sich morgens einen Krug mit 2 Litern Wasser und 2 gepressten Zitronen zu. Schneiden Sie Gurkenscheiben dazu und verfeinern Sie mit Zitronenmelisse oder anderen fruchtigen Kräutern. Auch eine Hand voll gefrorener Beeren machen sich darin ganz gut. Dieser Krug kann im Kühlschrank oder mit Eiswürfeln den ganzen Tag über gut haltbar gemacht werden und sollte spätestens bevor Sie schlafen gehen ohnehin leer getrunken sein.

Haferflocken

Haferflocken enthalten vor allem wasserlösliche B-Vitamine und Mineralstoffe, aber auch viele Ballaststoffe. Diese der quellen in Wasser, Milch oder alternativen Milchprodukten auf und bilden einen Schleim, der in der Lage ist, unser Magen von Innen auszukleiden und zu schonen. Haferflocken sind sogar in der Lage, schädliche Stoffe mit ihren unlöslichen Ballaststoffen, die unser Körper nicht verdauen kann, aus zu leiten. Sie halten lange satt und sind vor allem als Frühstücksbrei sehr beliebt.

Fisch

Fisch ist ein hervorragender Lieferant für Omega 3 und Omega 6 Fettsäuren und enthält dabei kaum schädliche Fettsäuren, wie beispielsweise rotes Fleisch. Empfohlen ist von der Deutschen Gesellschaft für Ernährung, der DGE, etwa 2 mal pro Woche Fisch zu konsumieren. Damit sind natürlich nicht Fischstäbchen gemeint, sondern gegrillter, gegarter oder gebratener Fisch. Ein Fisch reicht meistens locker für 2 Portionen oder kann auf 2 Mahlzeiten aufgeteilt werden. Versuchen Sie hier vor allem regionale Händler zu unterstützen und kaufen Sie Fisch möglichst aus Ihrer Gegend und nicht vom anderen Ende der Welt. Entscheiden Sie sich für Forelle, Zander und Pangasius, für eher fettärmere Gerichte. Lachs für fettreichere, die aber dafür an gesunden Fettsäuren nur so strotzen.

Nüsse

Samen und Nüsse sind ein idealer Snack für Zwischendurch, sollten jedoch in Maßen, nicht in Massen genossen werden, da sie sehr viele Kalorien enthalten. Die enthaltenen Fette sind sehr gesund und für unseren Körper notwendig, daher können Nüsse entweder als Zwischenmahlzeit oder als Garnitur für Salate und andere Speisen zum Einsatz kommen. Eine Hand voll Nüsse alle paar Tage ist ein guter Lieferant an Fettsäuren und Aminosäuren, die unsere Gehirnfunktion verbessern und noch viele weitere Aufgaben in unserem Körper übernehmen. Die beste Variante, Nüsse zu erstehen ist es, auf einen Markt zu gehen und möglichst unbehandelte und fettfrei geröstete, eventuell leicht gesalzene Produkte zu kaufen. Hierbei können Sie unterschiedliche Sorten mischen. Die wahrscheinlich günstigste Variante sind Erdnüsse, welche auf jeden Fall sehr gesund sind. Mischen Sie diese mit Mandeln und Cashew Nüssen, wenn Sie möchten können Sie auch einige Trockenfrüchte wie Rosinen oder Cranberries beimengen. Sie erhalten beim selbstständigen Mischen ihres Nusssäckchens eine bessere Produktqualität und nicht so wie beim Kauf im Supermarkt eine Tüte, die zu zwei Dritteln mit Rosinen und billigen Trockenfrüchten gefüllt ist.

Machen Sie es scharf!

Bringen Sie Würze in Ihre Speisen, dass es Sie nur so schwitzen lässt. Bei dem Stichwort Schwitzen denke ich schon automatisch an Abnehmen und Fettverbrennung und genau das machen diese scharfen Gewürze. Ohne sich zu bewegen, lässt scharfes Essen uns die Schweißperlen die Stirn runter laufen und so etwas Ähnliches passiert auch in unserem Körper. Tasten Sie sich langsam heran an die Welt des scharfen Essens. Für viele Leute ist es gar nicht möglich scharf zu essen und es schmeckt ihnen schlicht und einfach nicht, dabei ist Schärfe keine Geschmacksrichtung an sich sondern Schmerz. In Ländern, die Essen scharf würzen, ist dies notwendig um gemeinsam mit der Nahrung gleich auch eine Art Killer für Bakterien und Ungeziefer mitzuessen. Schärfe kann unerwünschte Lebewesen, Parasiten und Bakterien abtöten und macht die Speisen dadurch sicherer. Es ist auch durchaus zu empfehlen, wenn Sie sich in einem dieser Länder, in denen scharf gegessen wird, ebenfalls scharf zu essen, auch wenn Sie nicht gleich mit den Locals mithalten müssen. Trainieren Sie sich ruhig etwas daran heran und probieren Sie unterschiedliche Schärfen aus.

Achten Sie bei scharfen Speisen auf Ihren Magen, sollten Sie empfindlich reagieren, ist es natürlich komplett sinnlos, sich zu quälen.

Chili

Sie müssen nicht gleich zu einem Feuer speienden Drachen werden und in jede Speise 2 Esslöffel Chili packen, jedoch könnten Sie einmal probieren, wie viel Schärfe Ihre Speisen vertragen können und diese dementsprechend würzen. Eine Gewisse Schärfe regelmäßig, in unseren Breiten vor allem zur Winterzeit, wirkt wärmend und reinigend, bringt die Energie in unserem Körper zum fließen und kann auch verstopfte Nasen wieder frei durchatmen lassen.

Wasabi

Auch japanischer Meerrettich genannt ist wohl das Mittel der Wahl, wenn Sie wieder frei atmen möchten. Im Gegensatz zu Chili, welches seine Schärfe langsam entwickelt, ist Wasabi sehr schnell sehr scharf, klingt aber auch schneller wieder ab.

Ingwer

Ingwer ist eine Wurzel mit einer Menge an Schärfe, Antioxidantien und anderen tollen Eigenschaften. Wer schon ein mal in einen Stück frischen Ingwer gebissen hat, weiß welche Schärfe und Wärme dieser entwickeln kann. Genau wie Chili und Cayenne Pfeffer schafft Ingwer es, unseren Metabolismus anzuregen, wirkt entzündungshemmend und antibakteriell. Er erleichtert die Aufspaltung von Fett in unserer Nahrung und sorgt dafür, dass dieses von unserem Körper besser verwertet werden kann, gleichzeitig regt er die Durchblutung an und sorgt damit für einen erhöhten Energieverbrauch unseres Körpers.

Knoblauch

Verwenden Sie zum Kochen Knoblauch. Am besten Abends damit Sie einen möglichen störenden Geruch unter Tags vermeiden. Knoblauch besitzt auch eine Art der Schärfe, wirkt reinigend auf das Blut und kann bei vielen Krankheiten und einem angeschlagenen Immunsystem hilfreich sein.

Viele Gerichte schmecken mit einer Knoblauchzehe die kleingeschnitten mit gebraten wird, doppelt so gut und enthalten durch sie gleich eine Vielzahl an Antioxidantien und Vitaminen mehr. Pressen Sie eine Knoblauchzehe und verwenden Sie sie mit wenn Sie Salatdressings mischen. Gemeinsam mit Zitronensaft, etwas Olivenöl, Essig, Salz, Pfeffer und frischen oder getrockneten Kräutern können Sie auf diese Weise Ihrem Salat noch eine richtig gute Dosis an gesunden Inhaltsstoffen verpassen, die gleichzeitig die Fettverbrennung ankurbeln.

Gesunde Helferlein

Diese Lebensmittel sind zusätzliche Schätze, die Sie in Ihre Ernährung einbauen können, aber natürlich nicht müssen. Es ist viel wichtiger, auf eine allgemein gesunde Ernährung zu achten, als zusätzliches zu integrieren. Wer allerdings etwas Neues ausprobieren möchte, könnte sich hier inspirieren lassen.

Flohsamenschalen

Diese finden Sie in Bioläden oder Reformhäusern. Wichtig dabei ist es, dass Sie die Schalen und nicht die Samen kaufen. Die Schalen bestehen praktisch nur aus Ballaststoffen und quellen in Wasser oder Fruchtsaft auf. Dabei bilden einen Schleim, der kaum Kalorien hat, gut für den Magen und die Verdauung ist und bei Problemen wie Verstopfung Erleichterung verschaffen. Die Zubereitung ist einfach: Rühren Sie etwa einen Esslöffel Flohsamenschalen in halbes Glas Wasser, also etwa 1/8 Liter und lassen Sie diese für zirka 20 Minuten quellen. Wenn Sie der ganzen Sache etwas Geschmack verleihen wollen, können Sie auch Fruchtsaft verwenden.

Durch die Masse, die durch die Schalen im Darm entsteht, wird die Darmperistaltik, also die Bewegung des Darmes angeregt und die Verdauung in die Gänge gebracht. Flohsamenschalen wirken übrigens auch reinigend, entgiftend und regen den Stoffwechsel an.

Chia Samen

Ähnlich wie auch Flohsamenschalen besitzen Chia Samen Quellfähigkeit. Sie sind aber im Gegensatz zu den Schalen, die hauptsächlichen Ballaststoffe enthalten eine sehr gute Quelle an essentiellen Aminosäuren und reich an Protein. Omega 3 und Omega 6 Fettsäuren sind in einem perfekten Verhältnis vorhanden, wie es sonst nur in tierischen Produkten der Fall ist. Wenn Sie also nicht begeistert davon sind, Fisch zu essen. Sind Chia Samen, und Leinsamen für Sie eine optimale Alternativquelle.

Chia Samen können übers Müsli drüber gestreut werden oder in Milch oder einer Milchalternative zu einer Art Pudding zubereitet werden, indem du sie einfach über Nacht darin quellen lässt. Dazu verwendest Sie einfach dreifache Quelle an Flüssigkeit wie Samen. Durch das Quellen in der Flüssigkeit werden sie zu einer Art Pudding und können mit verschiedenen Gewürzen wie Zimt aber auch Kakao verfeinert werden.

Leinsamen

Leinsamen sind die zweite Top Quelle Omega 3 und Omega 6 Fettsäuren. Da diese Samen leicht verderblich sind, ist es sinnvoll sie nicht verarbeitet sondern als ganze Samen zu kaufen und im Kühlschrank gut luftdicht verschlossen zu lagern. Die enthaltenen Fettsäuren oxidieren sehr leicht und nach nur einigen Wochen oder Tagen mit heißem Wetter schmecken die Samen nicht mehr gut sondern modrig. Da diese Produkte oft nicht günstig sind und es Sinn macht, sie in einem Bio-Laden oder Reformhaus zu erstehen, möchten wir natürlich auch, dass sie gut halten und wir lange etwas von ihnen haben. Im Mixer werden die Samen gut aufgespalten und geben ihre Inhaltsstoffe besser ab. Sie können Sie aber auch einfach so über das Müsli oder Salate streuen. Sie haben jedoch im Vergleich zu den Chia Samen einen etwas markanteren Eigengeschmack.

Kurkuma

Nun ist wieder einmal ein Gewürz an der Reihe und dabei handelt es sich um einen echten Tausendsassa. Kurkumapulver wird aus der getrockneten Wurzel der gleichnamigen Pflanze gewonnen, welche auch mit dem Ingwer verwandt ist. Kurkuma enthält Antioxidantien und Wirkstoffe die hemmend auf Entzündungen und Bakterien wirken. Zudem regt Kurkuma die Produktion von Gallenflüssigkeit an, was die Verdauung erleichtert und ein Völlegefühl im Darmtrakt verhindern kann. Es gibt viele Möglichkeiten, Kurkuma in Rezepte zu integrieren und in den Alltag einzubauen. Es eignet sich zum Würzen von Speisen, kann aber auch in geringen Dosen in süßen Gerichten für eine starke Farbe und eine zusätzliche Dosis „Gesundheit“ sorgen. Verwenden Sie eine kleine Menge in Ihrem Morgenporridge oder streuen Sie etwas in Ihren Smoothie. Aus Indien stammt ein Rezept, dass nun an Beliebtheit gewinnt, der sogenannte „Kurkuma Latte“. Mischen Sie dafür einfach Milch mit Kurkuma und Honig und anderen Gewürzen wie Nelken und Zimt und kochen Sie diesen Trunk langsam auf. Bei aufkommenden Erkältungen oder Immunschwäche kann dieses Getränk vor dem Schlafen Gehen wahre Wunder wirken und vielleicht wachen Sie komplett gesund und fit wieder auf.

Matcha

Matcha ist ein spezielles Grüntee Getränk aus Japan, bei dem die Teeblätter nicht im Teebeutel aufgegossen werden, sondern die ganzen Blätter getrocknet und zu einem feinen Pulver gemahlen werden. Somit nimmt man beim Trinken des Tees, das ganze Blatt und alle Wirkstoffe auf. Matcha wirkt leicht und angenehm anregend ohne dabei wie Kaffee Herzrasen verursachen zu können. Zudem hält die Wirkung länger an und der Grüntee hat noch ganz andere Wirkungen. Zum Beispiel wirkt er antioxidativ, reinigend und entzündungshemmend. Er regt den Stoffwechsel an und hilft dabei, Fett zu verbrennen. Für die Zubereitung gibt es eine spezielle Methode und am besten halten Sie sich an jene, die auf der Packung beschrieben wird oder Fragen in einem Reformhaus oder Bioladen nach. Die Angestellten dort wissen ganz bestimmt Bescheid, wie Sie dieses Getränk am besten zubereiten können.

Lebensmittel, die Sie meiden sollten

Nahrungsmittel die Sie möglichst meiden sollten sind all jene, die mehrere Prozesse der Verarbeitung durchgemacht haben oder Zusätze enthalten. Natürlich ist es schwierig diese komplett aus Ihrer Ernährung zu streichen, achten Sie jedoch darauf möglichst wenig verarbeitete Lebensmittel zu erstehen. Während ein Schokoriegel so viele Schritte der Verarbeitung durchgemacht hat, dass man schon den Überblick verliert und in vielen Fabriken auf einem Fließband gelegen hat, sind getrocknete Früchte lediglich durch einen oder zwei Schritte der Verarbeitung gegangen. Sie sind außerdem wesentlich nahrhafter und liefern Ihnen länger Energie als die stark verarbeiteten Produkte, die einen hohen Anteil an raffiniertem Zucker aufweisen. Getrocknete Früchte, Nüsse und Früchte aber auch selbst gemachte Müsliriegel, die sich einfach aus Haferflocken, Ei, Trockenfrüchten und eventuell Honig herstellen lassen, sollten gekauften Fertigprodukten unbedingt Platz machen. Für diese finden Sie gleich im nächsten Kapitel ein Rezept.

Speziell für den Fettabbau ist es wichtig, alle Fette, die aus tierischen Quellen stammen, stark zu reduzieren

Fettburner Rezepte

Nussmüsliriegel

Sie benötigen für ein Blech:

1 Hand voll Kürbiskerne

1 Hand eine Hand voll Cashewkerne

1 Hand voll Mandeln (Mandelsplitter oder im Ganzen, wie Sie möchten)

Honig

2 Eier

200g Mehl, am besten Vollkornmehl

Trockenfrüchte wie Datteln, Rosinen, getrocknete Aprikosen und Pflaumen, die Sie klein schneiden

Mischen Sie alle Nüsse und Trockenfrüchte mit dem Mehl und den Eiern und fügen Sie zunächst etwa 30-50g Honig hinzu. Sodass alles eine kompakte, Masse erhält. Sie können mit Formen arbeiten oder mit den Händen, die Sie zuvor etwas nass machen und die Riegel auf das Backblech mit Backpapier legen.

Anschließend backen Sie im Ofen bei Ober-Unter-Hitze etwa 20 Minuten lang bei 200 Grad. Achten Sie auf die

Oberfläche der Riegel, damit diese nicht verbrennt, da manche Backöfen unterschiedlich stark beheizen.

Diese Riegel sind ideal zum Mitnehmen und können vor, nach und während dem Training (vor allem für Ausdauersportler) verwendet werden.

Overnight Oats

Haferflocken sind ein wundervolles, nährstoffreiches Lebensmittel, dass sich ideal als Basis für das Frühstück eignet aber sehr vielseitig verwendbar ist.

Für dieses einfache Rezept benötigen Sie:

30-50 Gramm Haferflocken

200 Gramm Joghurt

Chiasamen, Leinsamen oder sonstige Lebensmittel, die sich gut in Müsli untermischen lassen

Nüsse, Trockenobst (Aprikosen, Pflaumen, Rosinen, Cranberries) und wenn Sie möchten Gewürze wie Zimt, Kardamon oder Muskatnuss

Mischen Sie eine Teetasse Haferflocken mit einer Teetasse Joghurt ab, vermengen alles mit den restlichen Zutaten und stellen Sie den Brei über Nacht in den Kühlschrank. Die Haferflocken saugen Sich mit dem Joghurt an, und wenn die Masse morgens etwas zu trocken ist, können Sie etwas heißes Wasser hinzufügen, damit der Brei nicht zu kalt ist und besser verträglich für Ihren Magen.

Diese Speise wird Ihnen eine Menge Energie liefern und Sie lange satt halten

Kohl-Curry

Für 2 Portionen brauchen Sie

100 Gramm Blattspinat (tiefgefroren ist auch ok)

Eine Dose Kichererbsen

200 Gramm Weißkohl

50 Gramm rote oder bunte Linsen

Kokosmilch

Zwiebeln nach Belieben

Knoblauch

Currygewürze

Gemüsebrühe

Lassen Sie den Spinat auftauen und braten Sie in einer Pfanne die Zwiebel an. Fügen Sie Gemüsebrühe und Wasser hinzu und kochen Sie die Linsen darin. Nun kommt der Weißkohl und der aufgetaute Spinat hinzu. Lassen Sie alles gut kochen und wenn die Linsen und auch der Kohl weich sind, fügen Sie die Kichererbsen hinzu und die Kokosmilch. Am besten verwenden Sie etwa 50 mL, wenn Sie aber den Geschmack nicht so gerne mögen, können Sie auch eine Alternative wählen. Fügen Sie Salz, Pfeffer und Currygewürz hinzu, rühren Sie gut durch und lassen Sie es sich schmecken.

Gerne können Sie über dieses Gericht auch einen Schuss Olivenöl träufeln, mit Sesam verfeinern oder andere Gewürze und Kräuter ausprobieren.

Quinoa Salat

Für 2 Portionen benötigen Sie:

80 Gramm Quinoa

1 Tomate

1 Paprika

1 Stange Lauch

Mais nach Belieben

½ Avocado

½ Zitrone (gepresst)

und einen halben Becher Yoghurt

Gewürze

Waschen Sie den Quinoa in einem Sieb gründlich mit Wasser und kochen ihn anschließend mit Salz für etwa 15-20 Minuten, bis er komplett weich ist. Quinoa ist mit der doppelten Menge an Wasser, genau wie Reis zu kochen. Waschen und schneiden Sie das Gemüse, alles bis auf die Avocado, so wie Sie es am liebsten haben und braten Sie alles in einer Pfanne mit etwas Öl an. Wenn der Quinoa fertig gekocht ist, fügen Sie ihn dem restlichen Gemüse hinzu und pressen die Zitrone über das Gericht. salzen und pfeffern Sie, probieren Sie gerne Currygewürze aus, aber auch Paprikapulver oder Kreuzkümmel schmecken sehr gut zu diesem Gericht. Schneiden Sie die halbe Avocado in kleine Würfel und mischen Sie es unter die Masse.

Ein gesunder Lifestyle

Wie haben schon viel über die richtige Ernährung gesprochen und damit sich ca. 60% der Arbeit abgehakt, im Kampf gegen Bauchfett. Die restlichen 40% sind körperliche Arbeit. Sie müssen sich ganz einfach fit halten und in Bewegung bleiben, damit Sie Muskeln aufbauen, die Ihnen dabei helfen, Ihr überschüssiges Fett zu verbrennen.

Ein Kilogramm Muskeln verbrennt 100 Kalorien pro Tag, wenn Sie also statt 10 kg Fett 5 Kilogramm Muskelmasse zunehmen, sind das 500 Kalorien pro Tag, die Ihr Körper mehr verbrennt. Somit fällt es Ihnen leichter abzunehmen, und nachdem Sie abgenommen haben, müssen Sie auch nicht hungern, da die Muskeln mehr Energie verbrauchen und Sie nicht wieder so leicht zunehmen, wenn Sie regelmäßig trainieren.

Noch dazu besitzt Muskelmasse die Eigenschaft auch nach dem Training noch Energie zu verbrennen und Ihr Grundumsatz ist dadurch erhöht, selbst wenn Sie schlafen. Es ist also gar nicht richtig, zu Hungern und Fett abzubauen, sondern zu trainieren und richtig zu essen, damit Sie Muskelmasse aufbauen, die das Fett für Sie verbrennt. Dabei kann es passieren, dass Sie zuerst auch ein paar Kilo mehr auf die

Waage bringen, das macht aber nichts, denn die Muskelmasse, ist das was wir wollen, wenn also Ihr Wassergehalt im Körper ansteigt, ist das ein gutes Zeichen, denn Muskel bestehen ja zu 2/3 aus Wasser.

Weitere Punkte für einen gesunden Lifestyle würden zum Beispiel bedeuten, dass Sie dem Rauchen entsagen.

Natürlich ist es nicht notwendig von dem einen Tag auf den nächsten Rauchfrei zu sein, Sie können aber nach und nach immer ein paar Zigaretten reduzieren, wenn Sie Raucher sind.

Vor allem die Kombination aus Rauchen und Trinken von alkoholischen Getränken ist sehr üblich und die meisten Raucher, welche aufhören möchten, finden es am schwersten zu entsagen, wenn Sie ein oder 2 Gläschen getrunken haben.

Nun sollten Sie ohnehin weniger Alkohol trinken, wenn Sie an Bauchfett abnehmen möchten und da ist dieses Risiko auch gleichzeitig minimiert. Um aber Ihren Blutgefäßen Gutes zu tun und auch Ihr Krankheitsrisiko an sämtlichen Krebsarten und auch herz- Kreislauferkrankungen zu reduzieren, ist das Aufhören von Rauchen ein wichtiger Faktor. Gemeinsam mit einer Umstellung in Ihrer Ernährung und einer Menge Ehrgeiz ist es aber auf jeden Fall möglich und vielleicht sind Sie sogar für diesen wirklich starken Lebensstilwandel bereit, wenn Sie sich einige Berichte durchlesen, die die Schädlichkeit von Zigaretten auflisten. Bevor Sie sagen, Sie wissen schon etc. lesen Sie es sich wirklich einmal aufmerksam durch. Sie werden sich wundern, auf welche Bereiche Ihres Körpers Rauchen einen Einfluss hat.

Übungen zur Fettverbrennung

Als erstes würde ich Ihnen empfehlen, damit zu beginnen, dem kleinen Helferlein des Alltages aus dem Weg zu gehen, die wir alle so gerne benützen. Hiermit meine ich Rolltreppen und Aufzüge.

Nehmen Sie die Stiegen. Stiegen Steigen ist eines der effizientesten Trainings, die es gibt und wenn Sie in einem Wohnhaus wohnen, gehen Sie gerne auch zwei mal mit Ihren Einkäufen oder Müllsäcken auf und ab. #

Wenn Sie mit öffentlichen Verkehrsmitteln unterwegs sind, ist eine wunderbare Möglichkeit etwas mehr Bewegung in Ihren Tag zu packen, wenn Sie einfach eine Station zu Fuß gehen, also später einsteigen oder früher aussteigen.

Optimalerweise trainieren Sie 3-4 mal pro Woche für etwa 30 Minuten, Sie können aber auch mit 15 Minuten jeden Tag wunderbare Effekte erhalten.

Suchen Sie sich eine Übung, die Sie gleich morgens nach dem Aufstehen machen können.

Einfache Dehnübungen sowohl Morgens als auch Abends sind eine Wohltat für den Körper und sorgen dafür, dass Sie sich frisch und dynamisch fühlen. Suchen Sie sich auch eine Übung für die Zeit nach der Arbeit und vielleicht noch eine vor dem Abendessen oder etwas eher Entspannendes vor dem Schlafengehen. Wenn Sie jedes Mal für 5 Minuten eine Übung machen haben Sie gleich 20 Minuten Training pro Tag geschafft, ohne ins Fitnesscenter gehen zu müssen oder Geld für einen Kurs ausgeben zu müssen.

An Kursen würde ich Ihnen empfehlen, wenn Sie bereits sportlich unterwegs sind, einen Bauch, Beine, Po Kurs, Intervalltraining oder sogar etwas in Richtung Kampf, wie Kickboxen auszuprobieren.

Für all jene, die sich eher unsportlich fühlen, ist eine der besten Möglichkeiten, den ganzen Körper zu trainieren und dabei möglichst viele Kalorien zu verbrennen, sich in ein Hallenbad einzuschreiben und regelmäßig, also 2-3 Mal pro Woche für 20-30 Minuten einfach nur Bahnen zu schwimmen. Dabei ist es auch noch gut, Brustschwimmen, Kraulen und Rückenschwimmen abzuwechseln, wenn Sie die unterschiedlichen Techniken beherrschen. Wenn nicht, schauen Sie sichs von einem Schwimmer ab, oder Fragen Sie. Ich bin sicher, dass Ihnen jemand helfen wird und üben können Sie ja selbstständig.

Hometraining

Eine der besten Übungen für den gesamten Körper, aber vor allem für die Körpermitte ist die Plank.

Sie ist sehr effizient um Muskel aufzubauen und zu erhalten aber das wichtigste ist dabei die Art von Muskeln, die Sie damit trainieren. Nämlich die Tiefenmuskulatur.

Bei der Plank Pose stützen Sie sich wenn Sie am Bauch liegen auf den Unterarmen ab und halten Ihren Körper komplett durchgestreckt. Heben Sie nun Ihr Gesäß an, sodass Sie nur auf den Unterarmen und den Zehenspitzen oder Fußballen am Boden aufkommen. Ihr Rücken sollte dabei komplett gerade sein. Fühlen Sie sich wie ein Brett und achten Sie darauf, keines Falls in ein Holkreuz zu sinken oder das Gesäß zu weit nach Oben strecken.

Diese Pose können Sie vorerst für ein paar Sekunden üben und die Zeit immer weiter steigern, bis Sie schließlich eine Minute durchhalten.

Wenn Sie heute und jetzt zu trainieren Beginnen und die Plank jeden Tag 2-3 mal für ein paar Sekunden halten und nach und nach die Zeit steigern, sollte es innerhalb von 2-3 Wochen möglich sein, sogar länger durchzuhalten. Sie werden staunen, wie eine Übung, bei der man sich eigentlich nicht bewegt, Ihnen die Schweißperlen auf die Stirn treiben kann.

Machen Sie klassische Sit-ups. Wenn es etwas bequemer sein soll, legen Sie sich dazu auf eine Yoga Matte und r ichten Sie den Blick auf Ihren Bauchnabel, nicht Richtung Decke. So verkürzen Sie den Rumpf und erreichen ein effizienteres Training. Machen Sie am besten so viele Wiederholungen bis es richtig „brennt“ und Sie das Gefühl haben: So, das wars jetzt, mehr geht nicht. Am besten wirken Sit- ups nämlich erst, wenn es richtig weh tut. Vergessen Sie aber bitte nicht zu atmen. Ausatmen beim anheben und einatmen beim hinlegen.

Liegestütz. Für das Bauchtraining spielt es keine Rolle, wie breit Sie die Arme aufstellen, wie es vielleicht für manche Männer wichtig ist, die Ihre Arme möglichst rund und muskulös wachsen lassen möchten. Wichtig ist der Abstand zwischen Händen und Fußspitzen. Je weiter die Hände und die Füße voneinander entfernt sind, umso anstrengender ist es, den Körper gerade zu halten und die Bauchmuskeln werden stärker beansprucht. Sie können aber gerne auch einfach ein paar Damenliegestütz zum beginnen probieren und sich langsam herantasten.

Der Russian Twist ist eine Übung für die seitliche Bauchmuskulatur, die nicht in Vergessenheit geraten darf. - Legen Sie sich auf den Rücken und breiten Sie die Arme auf Schulterhöhe aus. Beugen Sie die Kniegelenke und bewegen Sie den Oberkörper zur Seite, zur Mitte und zur anderen Seite. Sie können die Hände aber auch wie bei den Sit- ups hinter dem Kopf verschränken und versuchen mit Ihren Ellbogen jeweils das andere Knie zu erreichen. Genau wie bei den Sit- ups gilt auch hier: Trainieren Sie so lange bis es richtig weh tut, um einen optimalen Effekt zu erzielen.

Der Neck Pull. Halten Sie die Hände am Hinterkopf. Führen Sie beim Einatmen die Ellenbogen zueinander und setzen Sie sich beim Ausatmen langsam auf. Richten Sie die Wirbelsäule auf und legen Sie dann den Oberkörper mit geöffneten Ellenbogen wieder Wirbel für Wirbel langsam ab. Die Fersen sollten dabei auf dem Boden bleiben. Wenn sie das nicht schaffen, versuchen Sie Ihre Füße unter der Heizung, unter dem Bett oder einem Kasten einzuklemmen, damit Ihre Füße auf dem Boden bleiben. Andernfalls verliert diese Übung an ihrem Effekt.

Dynamischer nach unten blickender Hund. Für diese Übung gehen Sie in den nach unten blickenden Hund. Wenn Sie mit Yoga etwas vertraut sind, wissen Sie wie schwer alleine dieser zu halten sein kann. Bilden Sie mit Ihrem Körper ein Dreieck, indem Sie die Arme und Die Beine am Boden haben und das Gesäß zur Decke strecken. Nun strecken ihr rechtes Bein so weit es geht nach oben in Richtung Decke. Ziehen Sie das Knie des gestreckten Beins so nahe wie möglich zu Ihrem Oberkörper. Strecken Sie das Bein wieder und versuchen es diesmal weiter nach Oben zu bringen. Wiederholen Sie die Übung 10-15 Mal pro Seite und Sie werden nach einigen Trainingseinheiten merken, dass Sie immer flexibler werden. Je weniger Sie sich anstrengen müssen, desto mehr Wiederholungen können Sie machen.

Das Boot eine weitere Yogaübung, die es in sich hat. Wenn Sie eine Fitnessmatte oder Yogamatte haben, ist es sinnvoll diese zu nutzen, sonst können Sie diese Übung auch am Boden oder auf einem Teppich machen, damit sie etwas angenehmer ist. Legen Sie sich auf den Rücken und heben Sie die Beine abgewinkelt an. Dazu kommt der Oberkörper, den Sie mit geradem Rücken und gestreckten Armen anheben, so dass Sie mit Ihrem gesamten Gewicht auf dem Gesäß oder Steißbein balancieren. Versuchen Sie die Beine zu auszustrecken und den Oberkörper zu senken und wieder anzuheben, um die Übung dynamischer zu gestalten. Sie können aber auch einfach einige Zeit in dieser Position verweilen. Versuchen Sie so lange wie möglich durchzuhalten und Ihre Zeit ähnlich wie bei der Plank zu steigern. Nach einigen Wochen und regelmäßiger wiederholung werden Sie merken, dass diese Übung einfacher wird und Sie an Stärke in Ihrem Bauch gewinnen.

Ein wenig Motivation

Halten Sie durch! Ein gesunder Körper fällt auf jeden Fall niemandem einfach so in den Schoß und ein wohl Trainierter Körper ist auf jeden Fall eine Menge Arbeit, die sich aber bezahlt macht. Sie müssen ja kein Supermodel werden, an dem kein Gramm überschüssiges Fett vorzufinden ist, Sie müssen sich auch nicht alle Leckereien verbieten und nur noch Sellerie essen. Nein. Darum geht es gar nicht. Ein gesunder Körper sollte auch einen gesunden Geist beherbergen, der nicht darauf fixiert ist, sich nur noch gesund zu ernähren und zu trainieren und dabei sämtlichen Freuden des Lebens entsagt. Wenn Sie etwas Ansporn zum Trainieren haben möchten, suchen Sie sich jedoch einen Blog, einen Trainingspartner oder schreiben Sie sich selbst eine Art "Erfolgstagebuch". Es ist wichtig, dass Sie sich auch belohnen und loben, für die Ziele die Sie erreicht haben und dass Sie in der Lage sind, mit Elan und Energie an Ihre Projekte heran zu gehen. Machen Sie Ihre Familie und Freunde darauf aufmerksam, dass Sie sich nun gesünder ernähren wollen, teilen Sie sich Arbeitskollegen mit, schreiben Sie sich Reminder, also kleine Zettelchen und kleben Sie diese an den Kühlschrank, an den Spiegel im Badezimmer oder aufs Klo und motivieren Sie sich damit selbst. Die Belohnung ist nicht nur ein gesunder Körper, mehr Energie und Kraft für andere Dinge im Leben sondern ein allgemein verbessertes Lebensgefühl.

Abnehmen durch den Stoffwechsel

Es gehen oft neue Ideen in der Gesellschaft herum von besonderen Diäten, Entschlackungskuren, oder sogar Medikamenten, die besser wirken sollen, als alles, was zuvor da war! Jetzt kommt auch noch dazu, den Stoffwechsel anzuregen, um besser abzunehmen. Was steckt dahinter? Zuerst einmal sollte gesagt werden: Den Stoffwechsel anregen ist immer eine gute Idee, ob jetzt abgenommen werden sollte oder nicht. Aber das Abnehmen ist ein netter Nebeneffekt und in der Regel genau der springende Punkt, warum Leute überhaupt auf die Idee kommen, den Stoffwechsel anzukurbeln. Denn egal, wie oft es geleugnet wird, Abnehmen und das ideale Körpergewicht ist ein Ziel, was sich viele Menschen zu fast jeder Zeit vor Augen halten. Vor allem die Leute, die nicht regelmäßig in das Fitnessstudio gehen.

Zu einer Zeit, in der alles Essen im Supermarkt zu finden ist und fast keine Anstrengung mehr nötig ist, um eben dieses Essen zu beschaffen, ist beinahe vorprogrammiert, dass die Ernährung ungesund ist und viel zu viel verzehrt wird. Tatsächlich mehr, als der Körper braucht. Wenn dann noch angewöhnt wird, das Essen zu bestellen, anstatt selber zu kochen oder wenigstens von dem Restaurant selber abzuholen, gibt es kaum noch Bewegung. Zumindest sollte die Arbeit in einem solchen Fall nicht im Büro stattfinden. Denn wenn regelmäßig und konsequent mehr verzehrt wird, als der Körper braucht und trotzdem verwerten muss, kommt es zu Übergewicht und der Stoffwechsel ist nicht mehr ausgewogen oder so fit, wie er sein sollte. Und damit sind wir wieder beim Thema.

Später kommt noch eine genauere Beschreibung zum Stoffwechsel, aber im Grund lässt sich hier erst einmal sagen, dass der Stoffwechsel für den Energieverbrauch zuständig ist. Dabei regelt der allgemeine Stoffwechsel jede einzelne Aktivität im Körper, welche dazu gehört, wenn zum Beispiel das Essen verwertet werden soll. Es gibt viele verschiedene und kleinere Stoffwechsel, aber im Großen und Ganzen liegt der Sinn darin, das Essen effizienter zu verarbeiten, mehr zu verwerten und damit überflüssiges Fett loszuwerden. Das kennt man ja schon vom Zählen der Kalorien. Was ist also anders? Warum sollte das besser sein?

Wenn der Stoffwechsel angeregt wird, dann wird auch der Energieverbrauch erhöht. Klingt logisch. Aber hier kommt der springende Punkt: Auch Lebensmittel regen den Stoffwechsel an. Natürlich gibt es wahrscheinlich eine kleine (oder auch große) Umstellung der Ernährung, aber es gibt so viele tolle und leckere Rezepte, dass das gar kein Problem darstellen wird. Denn natürlich wird hier nicht nur auf den Wasserhaushalt eingegangen, sondern die gesündesten Lebensmittel sind die, von denen wir das schon immer wussten: Obst und Gemüse. In den folgenden Kapiteln wird es viele Empfehlungen und Beispiele geben, welche Arten von Früchten oder Gemüsesorten sich denn am Besten eignen.

Auch wenn häufig die Tiefkühlpizza abends schnell aufgebacken wird oder nach der Arbeit ein Besuch im Imbiss angesagt ist, all diese leckeren Sachen können auch im eigenen Haushalt zubereitet werden und sind auch noch reicher an Nährstoffen! Dabei lohnt es sich auf jeden Fall, sich die Zeit dafür zu nehmen, ein gesundes und nährstoffreiches Abendessen vorzubereiten. Was auch noch sehr lecker ist! Sie können sich also gleich darauf einstellen, dass auch diese Art von Umstellung ein wenig Zeit, Aufwand und natürlich Energie benötigt. Obwohl wir es ja besonders auf Letzteres anlegen. Denn im Kern geht es darum, dafür zu sorgen, dass der Körper mehr Arbeit verrichtet und demnach mehr Energie verbraucht. Dadurch dürfen Sie wiederum mehr essen.

Im Folgenden werden nicht nur Lebensmittel aufgezählt, die den Stoffwechsel ankurbeln, sondern auch, wie es dazu kommt und welche tolle Wirkung sie auf den Körper haben können. Doch nicht nur Essen ist das A und O beim Stoffwechsel, Bewegung gehört selbstverständlich dazu. Doch anstatt die ganze Zeit nur Vorschläge zu machen, was denn alles gemacht werden muss, gibt es noch einige Hinweise dazu, wie richtig Sport gemacht wird, was für eine Rolle der

Stress im Alltag spielt und auch auf Schlaf wird eingegangen. Denn nicht nur das Essen, auch erholsamer und langer, tiefer Schlaf ist von Bedeutung, wenn Sie den Stoffwechsel anregen möchten. Und das Stress schlecht für die Gesundheit ist, das ist nun wirklich nichts Neues. Es sieht also so aus, als wäre es für das gesamte Wohlergehen keine schlechte Idee, den Stoffwechsel einmal so richtig anzukurbeln. Das klingt doch alles schon einmal ganz gut!

Wenn also das Abnehmen erleichtert werden soll, in dem der Stoffwechsel angeregt wird, dann ist dort keine Diät im Spiel. Im Gegenteil: Diäten oder langes Fasten können sogar den Stoffwechsel verlangsamen, da der Körper sich in den sogenannten "Hungermodus" schaltet, in dem Energie gespart wird. In diesem Ratgeber sind also so einige Sachen zu finden, die das Abnehmen erleichtern und spaßiger gestalten. Und das Beste daran? Die Figur ist nicht nur in Topform, sondern der Körper im Allgemeinen ist gesund und kräftig. Er wird es Ihnen danken!

Der Stoffwechsel

Bevor es jedoch losgeht und sofort der Stoffwechsel angeregt wird, gibt es hier einige allgemeine Dinge, die über den Stoffwechsel bekannt sein sollten. Denn es sollte nie etwas beeinflusst werden, was nicht mindestens im Groben verstanden wird. Es ist dasselbe wie mit Medikamenten oder Sportübungen: Es muss alles richtig gemacht werden, damit die volle Wirkung erzielt werden kann. Wenn der Stoffwechsel also angekurbelt werden soll, sollte hier mindestens ein wenig Allgemeinwissen vorhanden sein. Zum Glück ist der Stoffwechsel selber relativ leicht zu verstehen, ohne dass alle medizinischen Begriffe verwendet werden müssten. Hier also ein kleiner Überblick.

Der Stoffwechsel wird auch als "Metabolismus" bezeichnet und beinhaltet alle lebenswichtige Vorgänge in den Körperzellen. Dabei spielen die Hormone und Enzyme eine große Rolle. Diese biochemischen Vorgänge sind also unter anderem verantwortlich für den Aufbau, Abbau und Erhalt aller wichtigen Nährstoffe. Und natürlich auch die Energiegewinnung. Wenn der Stoffwechsel mit dem Abnehmen in Verbindung gebracht wird, wird der Schwerpunkt hauptsächlich auf den Energiestoffwechsel gesetzt, denn hier setzt man bei der Fettverbrennung an, aber der Stoffwechsel kann in weitere Stufen unterteilt werden, zum Beispiel auch die Verdauung.

Ein wichtiger Faktor, der unbedingt im Auge behalten werden sollte, ist der sogenannte Grundumsatz. Das klingt erst einmal nach einer Rechnung, aber im Prinzip besagt dieser nur die Menge, die der Körper am Tag verbraucht, wenn er im Ruhemodus ist. Also die Menge, die auf jeden Fall jeden Tag verbraucht wird. Denn auch wenn man den ganzen Tag auf der Couch liegt und nicht macht, gibt es im Körper so einige Aktivitäten, die Energie verbrauchen. Zum Beispiel der Herzschlag. Die meisten Personen werden bereits selber festgestellt haben, dass der Körper nach Nahrung verlangt, auch wenn am Wochenende nichts angesagt war, außer zum Beispiel ein Filmmarathon oder Spiele an einer Konsole spielen. Denn der Körper verbraucht für alle wichtigen Aktivitäten, die uns am Leben erhalten, Energie. Sonst müssten wir ja gar nichts essen, wenn wir uns nicht bewegen.

Der Grundumsatz hängt aber auch von einigen anderen Faktoren ab, aber in der Regel sind diese nicht so ausschlaggebend. Dazu gehört zum Beispiel das Alter oder auch das Geschlecht. Da Muskelmasse den Grundumsatz erhöht, verbrauchen Männer in der Regel mehr Energie als Frauen. Die gute Nachricht ist hier natürlich, dass die Muskelmasse mit Sport erhöht werden kann. Jedoch dauert es eine Weile, bis es zu dieser Wirkung kommt und obwohl alle Ratschläge, die noch kommen, generell verbunden werden sollten, wollen wir uns nicht nur auf Sport beschränken.

In diesem Zusammenhang sollte jedoch auch erwähnt werden, dass der Stoffwechsel selbstverständlich nicht von heute auf morgen angekurbelt werden kann. Menschen sind sehr gut daran, sich an etwas anzupassen. Genauso verhält es sich mit dem Stoffwechsel. Wenn seit Jahren nur ein Powershake morgens und eine Pizza abends gegessen wurde, dann hat der Stoffwechsel sich daran gewöhnt und handelt entsprechend. In diesem Szenario wurde dieser wahrscheinlich sogar gehemmt. Bevor dieser sich umstellen kann, auf welche Art auch immer Sie Ihre Ernährung oder Gewohnheiten umstellen, muss erst ein wenig Zeit vergehen. Ein Ziel lässt sich leider in der Regel nur durch harte Arbeit verdienen und auch wenn dieses hier leichter als andere zu erreichen ist, ist Geduld trotzdem wichtig.

Den Stoffwechsel anregen

Kommen wir nun zum Thema, um das es in diesem Ratgeber geht. Wie kann der Stoffwechsel angekurbelt werden? Im Folgenden werden einige nützliche Tipps erläutert, die sich auch leicht in das Alltagsleben integrieren können. Also, selbst wenn nicht immer Zeit für Sport ist oder Sie einer Bürotätigkeit nachgehen, in der nun einmal nicht so viel Bewegung stattfindet, dieser Ratgeber wird trotzdem nützlich sein und der Grundumsatz kann durch einfache Umstellungen erhöht werden.

Das fängt damit an, dass "normale" Treppen den Rolltreppen bevorzugt werden oder sogar mit dem Fahrrad zur Arbeit zu fahren, auch wenn es vielleicht zwanzig Minuten länger dauert. Der Stoffwechsel wird nicht nur durch eine große Umstellung angeregt, sondern durch viele kleine veränderte oder sogar neue Angewohnheiten. Sie müssen nicht dreimal die Woche für jeweils eine Stunde joggen gehen, wenn das Ziel nicht so hoch gesteckt ist. Oder jeden Tag dem Fitnessstudio einen Besuch abstatten. Wir bereits erwähnt, gibt es auch bestimmte Lebensmittel, welche den Stoffwechsel ankurbeln. Zum Beispiel könnte den täglichen Snacks Mandeln hinzugefügt werden, ein Apfel pro Tag gegessen werden oder den Dip zu den Chips selber machen, zum Beispiel mit Joghurt oder Knoblauch.

Den Stoffwechsel anzukurbeln heißt auch, die Fettverbrennung zu erhöhen und fördern. Das klingt nicht nur gut, es halt im Allgemeinen eine erfrischende Wirkung auf den Körper. Übergewicht ist vor allem deshalb schlecht für die Gesundheit, weil es den gesamten Körper belastet. Der Informationsaustausch zwischen Zellen und Organen funktioniert nicht mehr so richtig. Wenn die Fettverbrennung also angekurbelt wird, steht mehr Energie zur Verfügung. Das drückt sich zum Beispiel in Tatendrang aus. Die Lust, abends einen Spaziergang zu machen oder sich öfters mit Freunden und Kollegen zu treffen, fördert das Wohlbefinden rundherum und wirkt sich positiv auf die Laune aus. Sport wird häufig als alternatives Antidepressivum bezeichnet. Bewegung kurbelt den Stoffwechsel an, Fett wird verbrannt, Hormone ausgeschüttet und der Körper sieht gesünder aus. Das hat alles nur eine positive Wirkung und hat sehr großen Einfluss auf die Einstellung zu sich selber. Menschen, die regelmäßig Sport treiben oder generell auf ihre Gesundheit achten, sind auch in der Regel zufrieden mit sich selbst. Der ganze Körper wird also gesünder und ein natürliches Gleichgewicht stellt sich ein. Der Anfang ist natürlich leichter gesagt als getan, aber sobald es eine Routine gibt, wird es nur besser.

Getränke und Flüssigkeiten

Ein Klassiker. Einer der einfachsten Tricks ist es, von Saft oder Wasser mit Geschmack auf ganz normales Wasser umzustellen. Das unverarbeitete Wasser hat nun einmal keine Zusatzstoffe, erst recht nicht Zucker. Dass Cola ungesund ist und dick macht ist schon seit langer Zeit bekannt. Das Prinzip ist ganz einfach: Je weniger an Zucker zu sich genommen wird, desto weniger Kalorien muss der Körper abbauen. Das ist doch ein guter Ansatz! Wasser ist erfrischend und lebenswichtig. Außerdem erhöhen zuckerhaltige Getränke meistens eher den den Durst als ihn zu löschen, wodurch mehr davon getrunken wird und wiederum mehr Zucker aufgenommen wird. Ein Teufelskreis! Wenn der Saft jedoch auf keinen Fall fehlen darf, sollte er unbedingt mit Wasser verdünnt werden. Keine Sorge! Er schmeckt genauso gut, ist gesünder und Sie haben länger etwas davon. Ein halbes Glas Saft mit Wasser aufzufüllen ist ein Trick, um dem Körper bei gleichem Geschmack mehr Flüssigkeit zuzuführen. Und natürlich Geld zu sparen, da der Saft in der Regel ungefähr doppelt so lange hält.

Viele Menschen mögen es nun einmal nicht, nur Wasser zu trinken. Vor allem die, die mit Saft aufgewachsen sind, können nicht so leicht auf das weniger starke Wasser zurückgehen, da sie sehr an Geschmack gewöhnt sind. Und was Geschmack angeht, kann Wasser leider nicht mit Saft mithalten. Es ist jedoch in großen Mengen gesünder. Die Vitamine aus dem Saft können dem Körper auch durch andere Lebensmittel und mehr Früchte am Tag zugeführt werden. Wenn Sie also nicht auf Wasser als Hauptgetränk umsteigen können, dann empfiehlt es sich, dieses mit Saft zu mischen. Aber kein Sirup! Sirup besteht in der Regel aus soviel Zucker, dass das Wasser im Prinzip Zuckerwasser wird. Es ist hier jedoch nicht die Rede davon, dass andere Getränke verboten sind und nur noch Wasser als einziges getrunken werden darf! Es geht um den alltäglichen Bedarf. Ausnahmen oder besondere Anlässe werden hier nicht niedergemacht, denn wir alle genießen das Leben doch gerne von Zeit zu Zeit.

Ein weiterer Tipp ist, dass Wasser als erstes aufgenommen wird, noch vor dem Frühstück. Mit ein bisschen Zitronensaft oder auch heißem Ingwertee, kann ein bisschen Geschmack hinzugefügt werden und zusätzlich sogar Vitamine. Es kann also nur empfohlen werden. Außerdem hilft es nicht nur dem Stoffwechsel, sondern trägt zur Entgiftung des Körpers bei. Gerade über Nacht nutzt der Körper die Stunden als Ruhepause und arbeitet daran, die Giftstoffe auszuscheiden. Zwei Gläser Wasser am Morgen helfen dabei, eben diese Giftstoffe herauszuspülen. Das funktioniert am Besten, wenn es auf leerem Magen getrunken wird, also nicht nur vor dem Frühstück, auch vor der morgendlichen

Tasse Kaffee.

Generell sollte jeden Tag viel Wasser aufgenommen werden, denn der Körper braucht das. Es ist bekannt, dass der Körper für eine sehr lange Zeit ohne Essen auskommt, wen nur ausreichend Wasser zur Verfügung steht. Die Notwendigkeit ist hierbei also nicht zu unterschätzen. Dabei ist es besser, wenn das Wasser nicht auf einmal getrunken wird, sondern über den Tag verteilt, damit der Körper so viel wie möglich davon aufnehmen kann. Die meisten haben bereits die Erfahrung gemacht, dass Toilettengänge sich häufigen, wenn sehr viel getrunken wurde. Das liegt daran, dass der Körper auf dem Weg zur Ausscheidung das Wasser aufnimmt. Je mehr Sie auf einmal trinken, desto mehr wird auch unten ankommen. Es funktioniert gut, wenn ein Glas mit ein oder zwei Schlucken Wasser auf dem Tisch steht. Hier ist die Chance höher, dass es ausgetrunken wird, als wenn ein volles Glas bereit steht. Dann wird es oft ignoriert. Es ist auch viel einfacher, schnell ein paar Schlucke Wasser auf dem Weg nach draußen auszutrinken. Die meisten Menschen haben nämlich die Angewohnheit, dass fast leere Teller oder in diesem Fall Gläser, nicht so stehen gelassen werden sollten, da es Verschwendung wäre. Diese Angewohnheit kommt hier sehr gut zum Vorschein. Das Glas sollte nur immer wieder ein wenig aufgefüllt werden, damit es bei Sichtkontakt getrunken wird.

Ein letzter Punkt dazu ist noch die Temperatur. Es scheint

nur eine winzige Kleinigkeit zu sein, aber gerade wenn sonst kein Sport getrieben wird, kann der Stoffwechsel durch viele kleine Dinge angekurbelt werden. Denn das summiert sich am Ende des Tages. Kaltes Wasser verbraucht mehr Energie als warmes Wasser, da es erst einmal erhitzt werden muss, um der Temperatur des Körpers angemessen zu sein. Auch dafür wird Energie verbraucht.

Es ist aber nicht nur Wasser, was dem Stoffwechsel hilft, sondern auch koffeinhaltige Getränke. Aber die Rede ist nur von dem Koffein! Wenn Sie jetzt denken, dass Ihre morgendliche Tasse Kaffee offensichtlich schon genug macht, werden Sie leider enttäuscht sein – es sei denn, der Kaffee ist ungesüßt. Weder künstliche Süßstoffe noch Zucker sind gut für den Stoffwechsel. Auch wenn Koffein wach macht und ihren Stoffwechsel anregt, könnte die Süße alles rückgängig machen. Grüner Tee enthält zum Beispiel auch Koffein und kann mit natürlichen Süßstoffen zubereitet werden, wenn es denn wirklich nötig ist. Am Besten wäre es natürlich, einfach ganz auf die Süße zu verzichten. Wasser oder Tee mit Zitrone sind eine gute Alternative, um auf etwas Gesünderes umzusteigen.

Essen

Doch genug von all den Getränken und Flüssigkeiten und wie sie zu kombinieren sind, hier kommt der beste Teil: Essen. Der große Unterschied zu all den Diäten oder das Fasten, die schon vorher probiert wurden, aber nie wirklich geklappt haben. Wenn der Stoffwechsel angekurbelt werden soll, um abzunehmen, funktioniert das auch von der Willensstärke her viel einfacher, da trotzdem mehrere Mahlzeiten am Tag eingehalten werden. Der Körper braucht schließlich Energie und wenn es an Nährstoffen mangelt, die nun einmal in der Regel über Mahlzeiten aufgenommen werden, dann steht dem Körper nicht mehr genug Energie zuer Verfügung. Es sollte also unbedingt regelmäßig gegessen werden. Nur müssen die Mahlzeiten ein wenig gesünder gestaltet werden. Anstatt immer zu bestellen oder aufzubacken, sollte einfach gekocht und frische Zutaten benutzt werden. Es gibt also eine gute Nachricht: Auch bestimmtes Essen kann den Stoffwechsel anregen.

Auch beim Essen wird Energie verbraucht, denn der Körper muss schließlich alles zersetze und verdauen. Sprich, das Essen muss verwertet werden. Das Kalorienzählen kann also hier getrost weggelassen werden, da es eh nur ein Richtwert wäre. Niemand weiß genau, wieviele Kalorien aufgenommen wurden und wieviel Energie zur gleichen

Zeit verbraucht wurde. Im Internet gibt es zwar bestimmte Rechner, aber auf den Punkt genau zu rechnen ist eine (fast) unmögliche Aufgabe. Und unnötig dazu, denn ein Richtwert reicht vollkommen aus. Um den Stoffwechsel anzuregen, müssen diese Dinge nicht ausgerechnet werden.

Kommen wir zum ersten Punkt: das scharfe Essen. Es verbraucht zwar nicht so viel mehr Energie, aber viele kleine Dinge können schon eine Wirkung auf den Stoffwechsel haben, also lassen wird das in diesem Ratgeber nicht außer Acht. Tatsächlich regt die Schärfe meist die Verdauung an, welche, wie schon erwähnt, einen Teil des Stoffwechsels ausmacht. Jedoch sollte hier Vorsicht geboten werden, denn scharfes Essen könnte den Körper zu sehr reizen, wenn dieser nicht daran gewöhnt ist. Eine starke Ernährungsumstellung, und viel scharfes Essen gehört definitiv dazu, sollte langsam vonstatten gehen. Es muss jetzt jedoch nicht unbedingt jede Mahlzeit der Grad an Schärfe erhöht werden, bis der ganze Mund brennt. Soviel macht die Schärfe jetzt auch nicht aus. Es gibt jedoch eine kleine Wirkung und in Verbindung mit anderen Lebensmitteln, könnte der Stoffwechsel ein wenig mehr angekurbelt werden. In Maßen kann die Wirkung von etwas Schärfe dem Körper gut tun.

Es sollte auch kurz erwähnt werden, dass Stoffe wie Eisen, Zink oder Selen ausreichend im Körper vorhanden sein sollten. Sie helfen nämlich vor allem den Enzymen, welche wiederum eine wichtige Rolle im Stoffwechsel spielen. Es können Bluttest gemacht werden, um zu sehen, ob es einen Mangel gibt, oder die Ernährung könnte einfach umgestellt werden, um eine ausreichende Zufuhr sicherzustellen. Letzteres ist selbstverständlich einfacher und billiger. Vor allem Vegetarier müssen auf eine ausgewogene Ernährung achten, da Eisen normalerweise durch das Fleisch ausreichend vorhanden ist, was den Vegetariern natürlich fehlt. Für diese ist das in der Regel aber keine Neuigkeit, da das das Hauptproblem bei Menschen ist, die kein Fleisch zu sich nehmen.

Auch das allseits beliebte Kokosöl hat natürlich auch hier eine Rolle zu spielen. Wie schon bekannt, ist es nicht nur sehr gesund, sondern auch leicht verwertbar für den Körper. Außerdem wird es beim Braten mit hohen Temperaturen empfohlen, denn es ist schwerer zu zersetzen. Andere Öle wie zum Beispiel ganz normales Rapsöl, brennen in der Regel schnell an, auch wenn es nicht bemerkbar ist. Kokosöl ist, wie Ingwer, eine gute Anschaffung für die Küche, da es dem Körper sehr gut tut. Es wird übrigens bei vielen Anwendungen für Haut, Haare oder auch Mund, zum Beispiel das Ölziehen, empfohlen. Ein Öl für den gesamten Körper. Aber wie bei allem, sollte es in Maßen eingenommen werden.

Proteine

Kommen wir also nun zu den Tipps, wie die richtige Ernährung helfen kann, den Stoffwechsel anzukurbeln. Sie werden merken, dass viele genannte Dinge gar nicht so unbekannt sind und bei Diäten häufig Verwendung findet. Der Unterschied ist hier nur, dass Sie tatsächlich essen dürfen. Der Schwerpunkt liegt nicht darin, weniger Energie zu sich zu nehmen, sondern den Körper dazu zu bringen, mehr Energie zu verbrauchen. In diesem Kapitel geht es um Protein, die bekannterweise den Körper in Schwung bringen.

Proteine, auch genannt Eiweiße, sind neben Fett und Kohlenhydrate einer der wichtigsten Nährstoffe, die der Körper über die Nahrung aufnimmt. Sie könnten als "Bausteine" bezeichnet werden, mit denen der Körper arbeitet. Dieser nutzt sie zum Beispiel für die Bildung von Enzymen, und Hormonen oder für die Strukturen des Körpers, zum Beispiel Zellen. Sie sind vorwiegend in Hülsenfrüchten, Eiern, Fleisch, Fisch und Milchprodukten zu finden, aber auch Nüsse können dazu beitragen.

Es ist nichts Neues, dass zwischen Proteinen, Kohlenhydraten und Fett unterschieden wird. Während Proteine nämlich am meisten Energie zu Verwertung benötigen, zehrt Fett am wenigsten Energie aus dem Körper. Proteine sind, wie auch sonst, der Schlüssel. Denn unser Ziel, mehr Energie zu benötigen, wird genau dadurch erreicht. Lebensmittel dem Körper zuführen, die mehr an der Energie zehren.

Sie sind nicht nur "gesünder", weil sie leichter zu verwerten sind, Proteine werden für die Muskelmasse benötigt. Und was wurde dazu gesagt? Muskelmasse erhöht den Grundumsatz, denn auch sie verbraucht Energie. Also können Proteine sogar auf längere Zeit helfen den Stoffwechsel anzuregen. Bewegung und Protein ist kein Geheimnis. Aber dass Muskeln den Stoffwechsel ankurbeln ist eine Erkenntnis, die jünger ist als so manch andere Erkenntnisse. Muskeln sorgen nicht nur dafür, dass wir beim Umzug helfen können oder schwere Gegenstände hochheben können, sie sorgen auch dafür, dass der gesamte Körper gesünder wird.

In dem Zusammenhang sollte auch der thermische Effekt der Nahrung genannt werden. Der beinhaltet den Verbrauch an Energie, den der Körper verwendet, um das zugeführte Essen ordentlich zu verwerten. Protein hat den größten thermischen Effekt, was bedeutet, dass mehr Kalorien verbrennt werden, wenn Proteine verwertet werden, als wenn es mit zum Beispiel Fett der Fall wäre. Das ist das gleiche, wie zu sagen, dass die Verwertung von Proteinen mehr Energie benötigt, als die Verwertung von Fett. Es sollte also unbedingt auf eine proteinreiche Ernährung geachtet werden. In den weiteren Kapiteln werden Lebensmittel empfohlen, die viel Eiweiß enthalten.

Eine Ernährung, die reich an Proteinen ist, ist also sehr empfehlenswert. Das sollte, wie alles, in Maßen geschehen, aber ein Überfluss an Proteinen wird bei gesunden Menschen meistens sehr gut ausgeschieden. Greifen Sie also ruhig auch gerne mal zu einem zweiten Frühstücksei oder Nüssen als Snack für zwischendurch, wenn Sie meinen, dass Ihr Körper mehr Proteine gebrauchen könnte. Damit machen Sie in der Regel weniger falsch, als wenn Sie immer wieder zu Chips und Schokolade greifen.

Vitamin C

Auch die Vitamine dürfen nicht vergessen werden. Auch wenn die Überschrift “Vitamin C” lautet, sollten doch gewisse andere Dinge nicht übergangen werden, aber Vitamin C ist nun einmal sehr wichtig. Wieder ist das ein Punkt, über den schon seit sehr langer Zeit Bescheid gewusst wird: Obst und Gemüse sind gesund und gut für den Körper. Greifen Sie also zu vitaminreichen Produkten. Gut sind zum Beispiel Äpfel, Avocados, Blumenkohl, Spinat, Linsen, Mandeln, Tomaten oder auch Kartoffeln. Daraus lassen sich viele gesündere Alternativen zaubern. Und grüne Smoothies am Morgen mit Avocado, Mango und Spinat stehen auf einmal in einem ganz anderem Licht.

Es ist wichtig, dass eine ausreichende Vitamin-C-Versorgung stattfindet, da der Körper das wichtige Vitamin nicht selber herstellen oder sogar speichern kann. In der heutigen Zeit liegt aber kaum noch Vitamin-C-Mangel vor, da die meisten Lebensmittel den Bedarf ausreichend decken. Vor allem bei Säften wird immer damit Werbung gemacht, dass diese viel Vitamin C enthalten. In der Regel kann davon ausgegangen werden, dass der Vitamin C-Gehalt durchaus glaubwürdig ist und mit einem, mit Wasser verdünnten, Glas Orangensaft am Morgen kann nicht viel falsch gemacht werden.

Vitamin C trägt viel bei dem Auf- und Abbau der unterschiedlichsten Stoffe im Körper bei, wie zum Beispiel Kollagen, welches unter anderem im Bindegewebe zu finden ist. Außerdem trägt es zur Aufnahme von Eisen bei, welches ebenfalls wichtig und gut für den Stoffwechsel ist.

Es kann schon damit anfangen, dass vor dem Essen ein kleiner Salat aus einer Tomate mit Zwiebeln oder Salat gegessen wird. Keine große Portion, einfach nur ein paar Nährstoffe, die dem Körper zugeführt werden. Oder die Pommes frites gegen selbstgemachte Backkartoffeln austauschen und einen eigenen, gesünderen Dip dazu entwickeln. Jeden Tag einen Apfel schneiden und in einer Brotbüchse immer dabeihaben, morgens mit einer Banane anfangen, Blaubeeren oder Erdbeeren dem Joghurt hinzufügen und so weiter. Es gibt viele Möglichkeiten das Gemüse in den Alltag einzubauen, ohne die Ernährung groß umzustellen.

Da leider auch mal der Appetit oder Hunger kommt, obwohl die nächste Mahlzeit schon in ein oder zwei Stunden kommen soll, wird oft zu Snacks gegriffen. Und die sind in der Regel nicht sehr gesund. Auch hier lässt sich helfen. Anstelle von Gummibärchen oder Schokolade, einen Tag lieber auf Nüsse (ungeröstet und ohne Salz ist am Besten) oder Obst zurückgreifen. An Mohrrüben kaut man lange und ist beschäftigt. Das hilft auch, wenn hauptsächlich aus Langeweile an etwas gekaut wird.

Aber es sollte doch etwas mehr auf einige Lebensmittel eingegangen werden, denen nachgesagt wird, dass sie den Stoffwechsel ankurbeln.

Ingwer wird schon seit Langem als ein Heilmittel bezeichnet, dass in jeder Lebenslage hilft. Besonders als Tee hilft Ingwer bei der Entgiftung, regt den Stoffwechsel an und stärkt den Körper. Es wirkt nämlich hemmend bei Entzündungen. Auch bei Erkältungen oder Übelkeit ist Ingwer eins der beliebtesten Hausmittel. Auch hier kommt wieder die Wirkung der Schärfe zum Vorschein.

Äpfel sind, wie bereits bekannt, voller Vitamine und demnach sehr gesund. Aber auch auf den Stoffwechsel haben sie eine positive Wirkung. Dem Apfel wird zugesagt, dass er die Verdauung anregt. Und die Verdauung gehört zu dem Stoffwechsel, das wurde bereits geklärt. Außerdem sind Äpfel eine gesunde Alternative, falls man doch Lust auf eine Kleinigkeit zwischen den Mahlzeiten hat.

Avocados enthalten viele wichtige und nahrhafte Vitamine, die der Körper gut gebrauchen kann. Sie fördert ebenfalls die Verdauung und somit die Entgiftung. Es wird außerdem gesagt, dass das Fett der Avocado nicht gespeichert wird und die Fettverbrennung sogar eher angeregt wird. Das Hungergefühl wird meistens vermindert und die Fettsäuren der Avocado scheinen eine positive Wirkung auf die Vorbeugung von Erkrankungen zu haben. Also auch hier ist eine gesunde Alternative.

Spinat enthält wichtige Nährstoffe, die dem Stoffwechsel behilflich sind, wie zum Bispiel Zink. Außerdem regt auch dieses Gemüse die Verdauung an.

Linsen enthalten viele Ballaststoffe und gehören zu den besten Proteinlieferanten für den Körper. Nach allem, was in diesem Ratgeber bereits gesagt wurde, sagt das alles aus. Denn das ist genau das, was wir brauchen, um den Stoffwechsel anzukurbeln. Mineralien, wie zum Beispiel Eisen, sind ebenfalls hilfreich und lebensnotwendig. Also einmal mehr eine Linsensuppe kochen oder einen Eintofp und schon kann der Stoffwechsel starten.

Mandeln sind sehr reich an Nährstoffen. Sie sättigen den Körper mit Ballaststoffen, Fett, Vitamine und Proteine und sind dabei noch lecker. In der Regel wird ungefähr eine Handvoll Mandeln pro Tag empfohlen. Sie sind der ideale Snack-Ersatz. Das Hungergefühl verfliegt ganz schnell, wenn Mandeln verzehrt werden.

Kartoffeln enthalten viele Kohlenhydrate und sollten wahrscheinlich in Maßen zu sich genommen werden, aber es wird dabei leicht vergessen, dass sie dafür so gut wie gar kein Fett enthalten. Außerdem machen sie lange satt und es gibt tausend verschiedene Möglichkeiten, wie Kartoffeln zubereitet werden können. Wenn die Kartoffeln aber zum Beispiel als Ganze gekocht und gegessen werden, enthalten sie natürlich mehr Nährstoffe, als wenn aus ihnen Pommes Frites gemacht werden, die als Fast Food bekannt sind.

Blaubeeren sind reich an Vitaminen und lecker. Sie lassen sich fast überall hinzufügen, um dem Dessert oder morgendlichen Joghurt, vielleicht sogar Smoothie, eine besondere Note zu geben. Auch eine sehr beliebte Alternative, bevor zu Chips gegriffen wird. Sie wirken außerdem hemmend bei Entzündungen und mindern viele Krankheits-Risiken.

Erdbeeren könnten ebenfalls ein gesunder Snack bei Heißhunger sein. Sie sind lecker, enthalten Vitamin C und machen satt.

Zitronen enthalten, wie alle Früchte, viel Vitamin C. Außerdem tragen sie maßgeblich dazu bei, die Giftstoffe aus dem Körper auszuscheiden. Vor allem entlasten sie dadurch die Leber, die normalerweise für die Entgiftung zuständig ist. Ein bisschen Zitronensaft in das morgendliche Glas voll Wasser kann schon ein wenig mehr dazu führen, dass der Stoffwechsel angekurbelt wird.

Wassermelonen machen nicht nur satt und sind lecker, sie bestehen auch hauptsächlich aus Wasser. Und füllen somit den Magen und steigern den Wasserhaushalt, ohne dass gleichzeitig viele Kalorien aufgenommen werden. Außerdem enthalten sie selbstverständlich auch viele Vitamine und helfen, wie die meisten anderen Früchte, bei der Entgiftung des Körpers.

Es sollte auch Knoblauch erwähnt werden. Auch Knoblauch ist reich an Vitaminen und auch Mineralien. Es kurbelt nicht nur den Stoffwechsel an, sondern wirkt sich positiv auf den gesamten Körper aus, wie zum Beispiel der Haut.

Steigen Sie wenn möglich häufiger auf Vollkornprdoukte um. Vollkornnudeln sind zum Beispiel genauso lecker wie "normale" Nudeln, aber sie sind wesentlich gesünder. Wenn das gemacht wird, dann nimmt der Körper zwar genauso viele Kalorien auf, wie vorher, aber zusätzlich gesündere und wichtigere Nährstoffe. Die Vitamine kurbeln den Stoffwechsel an, aber Vitalstoffe, Mineralstoffe oder Ballaststoffe, welche in den Vollkornprodukten enthalten sind, reduzieren mit ihrer Wirkung das Risiko auf Krankheiten wie Diabetes oder Übergewicht.

Es gibt also so einige leckere Gemüsesorten, die den Stoffwechsel anregen und trotzdem eine abwechslungsreiche Ernährung garantieren. Vieles lässt sich in den Alltag einbauen, einfach indem ein bisschen was hinzugefügt oder leicht abgeändert wird. Aber vor allem sollte immer auf die Saison eingegangen werden. Wenn die Erdbeeren gerade lecker schmecken oder die Aprikosen überall zu finden sein, dann sollten die entsprechenden Früchte sofort in den Speiseplan aufgenommen werden. Was ersetzt Schokolade denn besser als eine leckere, frische, süße Frucht?

Genuss aus dem Meer

Jod ist gut für die Schilddrüse, was wiederum gut für den Stoffwechsel ist. Also sollte alles, was so aus dem Meer kommt, ebenfalls nicht vergessen werden. Fisch ist ideal für die Jodzufuhr, doch ist das nicht jedermanns Geschmack. Für alle Fischgenießer also eine gute Nachricht: Solange der Fisch nicht in Öl frittiert wird, ist es eine gute Sache, davon regelmäßig etwas zu sich zu nehmen. Das bedeutet jetzt nicht, dass jeden Abend ein Fisch zum Abendbrot gehört o-der Sushi an fünf Tagen die Woche eine gesunde Lebensweise ist. Wie alles, kommt es auch hier auf Maßen an. Denn es ist möglich, dass zu viel Jod, wie alles andere auch, nicht gut für den Körper ist.

Auch Meeresfrüchte gehören dazu. Und hier die gute Nachricht für die Personen, die Fisch nicht so sehr genießen können: Es gibt noch viele andere Dinge, die aus dem Meer kommen. Am Einfachsten ist hier Sushi, wie zum Beispiel das mit Avocado oder Gurke. Damit sind wir auch wieder bei dem Gemüse, welches ebenfalls gut für den Körper ist. Diese Anspielung gilt aber her den Nori-Blätter, also den Algen. Wenn also Sushi gegessen wird, könnte eher auf das Sushi mit den Blättern, als auf das ohne Blätter zurückgegriffen werden. Es sind die kleinen Dinge, die zusammenspielen.

Intermittierendes Fasten

Als besondere Art des Fastens gilt das sogenannte "intermittierende Fasten". Es wird auch als "Intervallfasten" bezeichnet und konzentriert sich vorwiegend auf den Rhythmus beim Essen. Wenn es also nicht genug ist, den Stoffwechsel anzuregen, und diese Art des Abnehmens unbedingt mit einer Diät oder Fasten verbunden werden muss, wird hier zum intermittierenden Fasten geraten.

Was bedeutet "intermittierend" überhaupt? Intermittierend kommt aus dem Lateinischen und bedeutet soviel wie aussetzen. Das ist auch der Gedanke bei dieser besonderen Art des Fastens. Der Essrhythmus wird in Intervalle unterteilt, in denen gar nichts gegessen wird. Oder auch so viel wie gewollt. Es halt also weniger damit zu tun, dass weniger gegessen wird, sondern in welchem Zeitabstand.

Die Idee stammt aus der Zeit, als die Vorfahren des Menschen noch gejagt und gesammelt haben. In dieser Epoche gab es eine Zeit, in der (fast) gar nichts zu Essen vorhanden war, bis zum Beispiel ein Tier erlegt wurde. Und dann gab es so viel Nahrung wie die Menschen eben essen wollten, bis diese wieder alle war. Der Gedanke kommt auch beim intermittierenden Fasten zum Vorschein.

Das klingt wahrscheinlich schlimmer, als es wirklich ist.

In den Zeitabschnitten, in denen dem Körper keine Nahrung zugeführt wird, hat dieser genügend Zeit, um sich von dem Essen zu entlasten und alles genau zu verwerten. Im Prinzip ist es Ihre Entscheidung, wie Sie diese Idee umsetzen möchten. Als Verhältnis lässt sich ungefähr 2:1 setzen, aber auch ein Tag in der Woche reicht aus, um an diesem zu Fasten. Intensiv wäre jeder zweite Tag, aber in dieser Variante muss ganz besonders auf eine ausgewogene Ernährung geachtet werden! Es wird aber wahrscheinlich nichts falsch gemacht, wenn zwei Tage lange ganz normal gegessen wird und dann ein Tag gar nichts. Die Flüssigkeitszufuhr darf jedoch unter keinen Umständen vernachlässigt werden!

Falls vollständige Fastentage, gerade am Anfang, nicht umzusetzen sind, kann das auch stündlich vereinbart werden. Beispielsweise könnte ein nährstoffreiches Mittagessen um 12 Uhr und sehr frühes Abendessen, vielleicht so um 17 Uhr, genug für den Tag sein. Hier wäre der Rhythmus, dass fünf Stunden lang etwas gegessen wird (von 12 Uhr bis 17 Uhr) und 19 Stunden gar nichts. Wenn die Mahlzeiten dann auch noch aus den oben genannten Lebensmittel bestehen, wird der Stoffwechsel angeregt und vorwiegend was Fett abgebaut. Zum Schluss ein paar engiftende Lebensmittel wie Früchte und schon hat der Körper in der Fastenperiode genug Zeit, um den Körper zu entgiften und sich gut um alles zu kümmern.

Der Körper gewinnt Energie also immer auf die gleiche

Art und Weise, sodass keine Umstellung notwendig ist. Die Energiezufuhr, nämlich die Mahlzeiten, kommen immer noch regelmäßig. Wenn auch in größeren Abständen. Intermittierendes Fasten selber ist keine Möglichkeit, schnell ganz viele Kilo loszuwerden. Wenn aber der Stoffwechsel angeregt wird, damit das Abnehmen endlich mal voran kommt, dann stellt intermittierendes in jedem Fall eine gute Ergänzung dar. Es wurde schon erwähnt, dass der Essensrhythmus wichtig ist. Hier wird dieser im Sinne von den Zeiten aufgenommen, in denen wir noch Tiere gejagt und Beeren gesammelt haben. Es ist also nichts, was der Körper nicht schon kennt.

Sport

Selbstverständlich darf dieses Kapitel nicht fehlen. Es ist allgemein bekannt, dass Sport eins der wichtigsten Bestandteile ist, um gesünder zu leben. Und da es hauptsächlich darum geht, den Stoffwechsel anzuregen und damit den Körper mehr arbeiten zu lassen, kann Sport einfach nicht übergangen werden.

Im Voraus sei gesagt, dass Sport in jeder Hinsicht gut tut. Es werden Muskeln aufgebaut, Fettreserven abgebaut und der Körper wird kräftiger. Das klingt doch gut. Auch ist es nicht ganz so wichtig, welcher Sport denn jetzt getätigt wird, solange er nur physisch anstrengend ist, aber es gibt einige Arten des Sports, die sich besser eignen als andere. Aber zuerst zu den kleinen Dingen.

Da bei den meisten Personen der Alltag eher weniger von Sport und Bewegung dominiert wird, ist der Körper entsprechend nicht so gut darauf trainiert, die aufgenommene Nahrung zu verwerten. Vor allem das Fett in dem Essen. Eine Runde joggen zu gehen oder auch zwischendurch in der Pause ein paar Burpees zu machen kann den Stoffwechsel ankurbeln und aus der Ruhephase bringen. Je regelmäßiger das gemacht wird, desto eher ist der Körper bereit, das aufgenommene Fett zu verbrennen. Denn es ist sehr wahrscheinlich, dass die aufgenommen Stoffe direkt gespeichert werden, wenn der Körper nicht so oft beansprucht wird. Das Training oder die kleinen Sportübungen sollten also regelmäßig gemacht werden! Die Regelmäßigkeit wird belohnt werden, keine Sorge. Je mehr Sport gemacht wird, desto weniger muss auf die Nahrung geachtet werden und dem plötzlichen Heißhunger auf Schokolade darf ruhig ab und zu nachgegeben werden, denn die bringt jetzt nicht mehr alles durcheinander.

Auch das sollte erwähnt werden: Je regelmäßiger Sport getrieben wird, und natürlich auch je nachdem wie intensiv das Training ist, desto mehr Hunger oder Appetit kriegen Sie. Keine Angst: Das ist normal. Der Körper verbraucht nun einmal mehr Energie und braucht entsprechende Zufuhr von Nährstoffen. Wenn Sie dann also auch noch zu den vorher genannten Lebensmitteln greifen, nimmt der Stoffwechsel richtig Fahrt auf!

Heutzutage haben viele keine Zeit und Energie mehr, um anch der Arbeit auch noch in ein Fittness-Studio zu gehen. Und am Wochenende ist doch die Zeit zum Ausruhen. Es geht natürlich nicht nur um intensiven Sport, sondern generell um Bewegung. Also zum Beispiel die Treppe statt den Fahrstuhl nehmen, im Stehen arbeiten, mit dem Fahrrad zu Arbeit fahren und so weiter. Das kann den Energieverbauch pro Tag schon ein wenig steigern. Dazu sollte gesagt sein:

Muskelmasse erhöht die Energie, die im Ruhemodus verbraucht wird. Also nun zum "richtigen" Sport.

Ein gutes Mittel, um den Stoffwechsel anzuregen, soll Krafttraining sein, auch gerne in Kombination mit Ausdauertraining. Es ist insofern effektiv, da (ganz banal gesagt) der Körper vor allem beim Krafttraining so richtig angestrengt wird. Und das soll ja erreicht werden.

Am besten soll das hochintensive Intervalltraining, kurz HIIT, wirken. Diesem wird nachgesagt, dass der Effekt am Stärksten ist, da auch dann noch Kalorien verbrannt werden, wenn die Übung schon vorbei ist und das kann eine ganze Weile so weitergehen. Das ist eine besondere Kombination von Krafttraining und Ausdauertraining. Diese zwei Trainingsarten wechseln sich nämlich ab und zwar generell im Sekundentakt. Eine Einheit kann fünf Minuten dauern oder auch eine halbe Stunde. Es geht hauptsächlich darum, dass die Herzfrequenz zuerst stark gesteigert und dann, in der Ruhephase, wieder gesenkt wird.

Doch während hier gerade nur von dem Stoffwechsel die Rede ist, sollte doch erwähnt werden, dass Sport immer eine gute Sache ist. Der Körper wird fit, das Herz und somit alle weiteren Organe gestärkt und die Muskeln dürfen sich so richtig austoben. Wenn regelmäßig Sport getrieben wird, kann also nicht nur der Stoffwechsel erhöht werden, sondern auch die Lebenszeit. Das Risiko für schwerwiegende Krankheiten wird gesenkt. Der Körper wird es Ihnen also danken, wenn jeden Abend ein kleiner Spaziergang gemacht wird oder zweimal die Woche ein Besuch im Fitness-Studio ansteht. Außerdem macht Sport auch noch glücklich. Nach ungefähr zwei Wochen stellt sich eine Routine ein, vor allem wenn diese täglich ausgeführt wird, und es fällt jeden Tag leichter, dem Training nachzugehen. Also zwei Wochen durchhalten, dann ist das Schlimmste bereits überstanden!

Schlaf

Eine gute Nachricht für alle, die einen schönen, ruhigen und an genehmen Nachtschlaf lieben. Denn Schlaf hilft dem Körper ebenfalls dabei, den Stoffwechsel ein wenig anzukurbeln. Es ist wichtig, dass es sich hier um einen durchgehenden und langen Schlaf handelt. Der Körper braucht auch einmal Ruhe und Entspannung und eine Pause von den ganzen Stoffen, der Aufregung und all den Reizen, denen wir am Tag ausgesetzt sind.

Der Körper muss sich erholen. Dadurch hat es selbstverständlich eine negative Wirkung, wenn der Schlaf nicht ausreichend oder sogar unruhig ist, denn dann setzt die Erholungsphase gar nicht ein oder nur wenig.

Wie kann das Schlafverhalten verbessert werden? Selbstverständlich und allgemein bekannt wirken Stress und emotionale Probleme dem Schlaf entgegen, da die Gedanken nicht zur Ruhe kommen. Aber auch Sport kann den Körper eher aufwecken, als ermüden. Es sollte deshalb in der Regel nicht direkt vor dem Schlafen gehen Sport getrieben werden. Das gleiche gilt für Essen. Mit vollem Bauch haben vielleicht viele Personen das Gefühl, dass es sich besser schlafen lässt, aber eigentlich schläft man erst dann ein, wenn sich das Gefühl gelegt hat und der Körper vollkommen entspannt ist.

Die Umgebung ist ebenfalls wichtig. Sie sollten sich wohlfühlen. Die Temperatur und Lichtverhältnisse müssen stimmen, damit die Erholung eintreten kann. Wenn es etwas gibt, das eine Person stört, dann schläft diese Person in der Regel nicht oder nur sehr spät ein.

Eine Routine hilft. Der Körper gelangt in einen Schlafrhythmus. Wenn also jeden Tag um zehn Uhr abends das Licht ausgemacht wird, dann wird der Körper irgendwann selbst um diese Zeit müde. Genau so funktioniert es auch beim Aufwachen. Wenn der Wecker jeden Morgen um acht Uhr klingelt, dann sollte es auch sofort Zeit zum Aufstehen sein. Bleiben Sie nicht lange im Bett liegen, vor allem am Wochenende, wenn Sie nicht weiterschlafen. Stehen Sie auf, machen Sie sich fertig und dann können Sie sich immernoch mit einem Buch auf der Couch ausruhen. Das wichtigste ist hierbei, dass Sie bereit für den Tag sind, denn dann ist es der Körper auch.

Koffein sollte auf jeden Fall gemieden werden! Koffein weckt den Körper auf, deshalb ist die Tasse Kaffee am Morgen auch so wichtig für die meisten! Aber auch schwarzer Tee gehört zu den Getränken, die vor dem Einschlafen auf gar keinen Fall getrunken werden sollten. Wenn Sie also die Angewohnheit haben, abends noch einen schwarzen Tee oder sogar Kaffee zu trinken, dann sollte jetzt schleunigst ein

Ersatz dafür besorgt werden. Nur nicht mit grünem Tee, denn auch er enthält das aufweckende Koffein. Vielleicht warmes Wasser oder Milch, das ist gesünder und der Körper wird nicht notgedrungen aufgeweckt und mit Energie durchströmt.

Auch Alkohol hilft nicht beim Einschlafen. Der Schlaf, der vom Alkohol ausgelöst wird, ist leider nicht so erholsam, wie er scheint. Also kein kleines Glas Rotwein am Abend. Nur in Ausnahmefällen, denn eine Feier findet meistens am Abend statt. Solange Wein oder Bier abends nicht zur Gewohnheit wird, kann er Schlaf immernoch erholsam wirken.

Das tägliche Training, das immer wieder nahegelegt wurde, sollte ebenfalls vor dem Einschlafen gemieden werden. Am besten zwei bis drei Stunden vorher sollte der Körper nicht mehr angestrengt werden, denn auch das wirkt sehr aufweckend und es dauert eine ganze Weile, bis der Körper wieder zur Ruhe kommen kann. Sich jedoch abends mit Freunden treffen und eine kleine Runde durch den Park drehen ist völlig in Ordnung. Vor allem, wenn es ein deftiges Abendessen gab. In dem Fall, könnte ein bisschen Bewegung nicht schaden, solange es nicht zu sehr anstrengt.

LED-Beleuchtung sollte ausgeschaltet werden. Damit ist natürlich in der heutigen Zeit vorwiegend ein Bildschirm gemeint. Es ist völlig in Ordnung, wenn ab und zu, vielleicht am Wochenende, ein Film vor dem Einschlafen geguckt wird. Wenn das aber zur Gewohnheit wird, wird der Schlaf beeinträchtigt und irgendwann könnte es fast “süchtig” machen. Vielleicht ist das Einschlafen ohne die Folge einer Serie irgendwann gar nicht mehr möglich. Hier also aufgepasst! Lieber ein Buch lesen oder auf dem Balkon eine Tasse heiße Milch trinken und den Abend genießen.

Stress

Dass Stress niemals gut ist, ist bereits bekannt, auch wenn er für die meisten Menschen noch viel zu allgegenwärtig ist. Auch der Stoffwechsel versteht sich nicht gut damit und wird verlangsamt, wenn der Druck hoch ist. Entspannung ist also wichtig!

Bei Stress wird der Körper in Alarmbereitschaft versetzt. Entsprechende Stoffe werden im ganzen Körper freigesetzt, um eine Höchstleistung zu erbringen. Das klingt erst einmal nicht schlecht, aber auf Dauer entsteht dadurch ein Ungleichgewicht im Körper. Er wird geschwächt.

Unter anderem wird der Blutzuckerspiegel erhöht und somit die Fettverbrennung gehemmt. Kein Wunder, dass man viel schneller zunimmt!

Es ist also wichtig, dass der Körper nach einer Phase des Stress' Zeit hat, sich zu entspannen. Wie schon erwähnt, ist Schlaf die ideale Methode. Aber auch einmal auf der Couch liegen, die Mittagspause draußen genießen oder sich mit einer Massage verwöhnen lassen, der Körper wird sehr gut darauf reagieren und das Gleichgewicht wiederherstellen.

Es kann helfen, eine Routine zu entwickeln. Die Mahlzeiten zu geregelten Zeit zu sich nehmen, zur gleichen Zeit aufstehen, zur gleichen Zeit Sport machen und so weiter.

Das sorgt dafür, dass man gar nicht mehr so leicht gestresst werden kann.

Was verlangsamt den Stoffwechsel

Dass alle bekannten ungesunden Lebensmittel, wie zum Beispiel Fast Food oder Süßigkeiten, den Stoffwechsel verlangsamen ist bewusst. Auch wenn die Verlangsamung des Stoffwechsels für manche Personen erreicht werden soll, geht es in diesem Ratgeber darum, wie der Stoffwechsel angekurbelt wird. Deshalb wird hier aufgezeigt, was vermieden werden sollte, damit die Bemühungen nicht umsonst sind.

Nudeln sind zum Beispiel ein Nahrungsmittel, was dem Stoffwechsel gegen den Strich geht. Wo vorhin gesagt wurde, dass Vollkornprodukte mehr Nährstoffe enthalten, sollten also Weizenmehlprodukte vermieden werden.

Auch auf Alkohol sollte verzichtet werden. Er enthält nicht nur viele Kalorien, sondern beschäftigt den Körper so sehr, dass er für kurze Zeit kaum etwas anderes macht, als Alkohol abzubauen. Unbedingt das Glas Rotwein oder das Bier am Abend vermeiden!

Wie bereits erwähnt, sollte Koffein nicht mit Zucker kombiniert werden. Wenn Koffein konsumiert wird, ist der Körper für eine kurze Zeit gegenüber dem Insulin unempfindlich. Das heißt, die Zellen reagieren nicht auf das Hormon, obwohl doch gerade Zucker aufgenommen wurde!

Der Körper braucht das Insulin in genau diesem Moment, sonst würde es ja nicht ausgeschüttet werden. Dadurch wird das Fett einfach nur gespeichert, anstatt abgebaut zu werden. Die morgendliche Tasse Kaffee sollte also unbedingt ohne Zucker getrunken werden, auch wenn es vielleicht nicht mehr ganz so lecker schmeckt. Vermeiden Sie auch künstliche Süßstoffe und greifen lieber zu natürlich Süßstoffen, wie zum Beispiel Ahornsirup oder Stevia. Ein paar Tropfen in das Getränk und schon zeigt sich die Wirkung im Geschmack.

Essen Sie regelmäßig! Dadurch wird der Hungermodus nicht mehr ausgelöst. Bei vielen Diäten ist nämlich genau das der Fall: Dem Körper wird nicht genug Energie zugeführt und deswegen schraubt er alles herunter, um weniger Energie zu verbrauchen. Das Frühstück darf niemals ausfallen, das Abendbrot wenn möglich auch nicht. Die Energie ist notwendig, denn der Körper verbraucht viel im Alltag, der in der heutigen Zeit normalerweise sehr stressig ist. Das sollte mit allen Mitteln vermieden werden, da der Grundumsatz doch eigentlich erhöht und nicht gesenkt werden soll.

Immer der gleichen Raumtemperatur ausgesetzt sein, kann den Stoffwechsel hemmen. Der Körper muss die Körpertemperatur regeln und wenn es hier keinen Aufwand gibt, wird dafür auch keine Energie verbraucht. Abwechselnd mit heißem und kaltem Wasser zu duschen, kann dagegen den Stoffwechsel, vor allem morgens, aufwecken und anregen.

Hunger

Mit Hunger kann viel ausgedrückt werden. In der Regel entspricht Hunger einem starken Verlangen. Hier wird natürlich nur auf das Verlangen nach etwas zu essen eingegangen. Es kann nur immer wieder erwähnt werden: Essn ist wichtig und für den Stoffwechsel essentiell. Wenn also der Grund für den angeregten Stoffwechsel das Abnehmen ist, sollte dies auf keinen Fall mit einer Diät gekuppelt werden, bei der tagelang nichts gegessen wird. Die Wichtigkeit und die Folgen sollen in diesem Kapitel festgehalten werden.

Hunger ist die Reaktion des Körpers, um darauf aufmerksam zu machen, dass Nahrung verlangt wird.

Nach Definition besteht Hunger dann, wenn die betroffene Person dem Körper nicht genug Nahrung zur Verfügung stellt, sei es aus freiem Willen oder aus Armut. Der Körper erhält dadurch nicht genug Energie, zum Beispiel um das Gewicht zu halten. Es wird also mehr Energie benötigt, als dem Körper zur Verfügung gestellt wird. Wenn der Körper also zum Beispiel nicht genug Energie hat, um das Essen zu verdauen, könnte ein Teufelskreis entstehen, aus dem es nur sehr schwer ist, wieder herauszukommen. Allerdings könnte auch dann Hunger auftreten, wenn an sich genug und regelmäßig gegessen wird, aber die Nahrung viel zu einseitig ist. Die Ernährung ist also fehlerhaft und nicht ausreichend, um den gesamten Bedarf an Nährstoffen zu decken, den der Körper benötigt. Eine ausgewogene Ernährung ist wichtig.

Wenn der Körper in den Hungermodus tritt, werden Aktivitäten eingeschränkt, die nicht unmittelbar notwendig zum Überleben sind. Das heißt jedoch nicht, dass sie nicht wichtig sind. Personen, die unterernährt sind und sich im Hungermodus befinden, sind wesentlich anfälliger für Krankheiten. Besonders Infektionskrankheiten stellen hier eine Bedrohung dar, da diese häufiger vorkommen und schwerwiegendere Folgen haben. Auch ein vollkommen gesunder Mensch hat mit einer Infektion zu kämpfen, wenn sie einmal da ist. Es ist wichtig, dass der Körper für alle Funktionen genug Energie hat.

Es sollte auch Heißhunger erwähnt werden. Heißhunger bezeichnet ein starkes Verlangen nach einer besonderen Art von Lebensmitteln, in dem meisten Fällen etwas Süßes. Die Ursache könnte durchaus beim Körper liegen, zum Beispiel um einen abgesunkenen Blutzuckerspiegel schnell auf reguläres Niveau zu bringen, oder wenn der Bedarf an besonderen, essentiellen Nährstoffen hoch ist.

Heißhunger kann jedoch auch eine psychische Grundlage haben, welche wahrscheinlich am häufigsten angetroffen werden kann. Zumindest in der heutigen Zeit. Denn das wird zum Beispiel durch starke Emotionen (wie Liebeskummer) oder auch Stress hervorgerufen. Es wurde schon öfters erwähnt, dass Stress schlecht für den Stoffwechsel ist und hier ist wieder ein Grund, warum Stress unbedingt abgebaut werden sollte. Denn Heißhungerattacken bringen den Rhythmus, in dem gegessen wird, durcheinander und wirken damit dem Ziel dieses Ratgebers entgegen, nämlich den Stoffwechsel anzukurbeln.

Mit dem Stoffwechsel zum Ziel

“Den Stoffwechsel anregen” heißt im Normalfall auch “Abnehmen”, denn das wird oft dadurch erreicht. Jedoch auf eine gesunde und wohltuende Art und Weise, die weder mit Hungern, noch mit purem Salat zu erreichen ist.

Sobald in die Welt der Früchte und Rezepte eingetaucht wird, gibt es so viel zu entdecken und immer eine gesündere Variante, welche mindestens genauso gut schmeckt. Zum Beispiel wird Eiersalat meistens mit Mayonnaise gemacht, die bekanntlich sehr ungesund ist. Denn das wird die meiste Zeit mit Pommes Frites in Verbindung gebracht. Aber es gibt auch leckeren Eiersalat mit Joghurt, der genauso gut schmeckt und wesentlich gesünder ist. Sobald Sie sich also einmal die Zeit nehmen und Ihre jahrelang benutzten Rezepte einmal ansehen, dann wird offensichtlich, dass diese entweder schon viele der genannten Lebensmittel enthalten, oder durch das ersetzen von ein oder zwei Zutaten zu einer gesünderen Variante gemacht werden können.

Sport treiben und in Bewegung bleiben bedeutet auch nicht, dass immer nach der Arbeit in Besuch im Fitnessstudio angesagt ist. Es reicht schon, einen Bogen um die Rolltreppe zu machen oder abends einmal raus in den Park zu gehen. Es gibt auch viele Apps, welche die Schritte zählen und Sie können dort einstellen, welches Ziel Sie sich am Tag setzen. Wenn also zum Beispiel das Ziel bei 4.000 Schritten liegt und Sie nach dem Abendessen sehen, dass es bis jetzt nur 3500 waren, dann kann ein kleiner Spaziergang durch den Park Sie an Ihr Ziel bringen. Es gibt natürlich auch teurere Geräten, wie Armbänder oder Uhren, die Schritte und alles andere zählen, um Ihnen genau zu zeigen, wieviele Kalorien diesen Tag verbrannt wurden. Aber wie schon erwähnt wurde, ist das gar nicht nötig. Eine gesündere Lebensweise und ein Richtwert reicht schon aus, um zu zeigen, wieviel Bewegung ungefähr stattfinden sollte und auf welche Lebensmittel Sie häufiger zurrückgreifen sollten.

Den Stoffwechsel anregen heißt also im Prinzip, eine gesündere Lebensweise anzunehmen, das eingene Leben genau zu analysieren und entsprechend zu handeln, um durch viele kleine Umstellungen das Ziel zu erreichen.

Eine süße Geschichte

Zucker – ein süßes Lebensmittel, das so alltäglich ist, dass es für die meisten Menschen kaum wegzudenken ist. Auch Sie haben bestimmt immer eine Tüte Zucker im Haus, allein für den Teelöffel Zucker im Kaffee morgens oder vielleicht als Honig fürs Brötchen zum Frühstück. Dabei findet sich Zucker nicht nur als pure und einfache Zutat im Küchenschrank, sondern in seinen vielen verschiedenen Formen auch oftmals versteckt in zahlreichen anderen Lebensmitteln. Wie kam der Zucker jedoch auf unseren Tisch und was führte zu seiner massenweisen Verbreitung, sodass er beinahe für viele als unverzichtbar scheint?

Schauen wir uns hierzu kurz die Geschichte von Zucker an: Zucker wurde tatsächlich bereits rund 8.000 v. Chr. als Zuckerrohr in Neu Guinea von Wildpflanzen kultiviert, die im tropischen Süden und Südostasien wachsen.

Erst rund 800 v. Chr. verbreitete sich die Zuckerrohrkultivierung in Südostasien, dem Süden Chinas und Indien. Im vierten Jahrhundert nach Christus entwickelten die Inder die erste Methode, um Zuckerrohrsaft in granulierte Kristalle zu verwandeln. Zuvor kaute man auf dem Zuckerrohr, um ihm die Süße zu entziehen. Bei der frühesten Zuckerproduktion zerrieb oder zerstampfte man das Zuckerrohr, um den Saft zu extrahieren, der anschließend gekocht oder getrocknet wurde, um Zuckerkristalle zu erhalten. In der Zeit vom achten bis zum dreizehnten Jahrhundert fand die sogenannte muslimische Landwirtschaftsrevolution statt, währenddessen die Bauern die Kunst Kristallzucker zu produzieren erlernten und dies in eine großangelegte Industrie verwandelten. Es wurden die ersten Zuckermühlen, Raffinerien, Fabriken und Plantagen angelegt, arabische Händler brachten den raffinierten Zucker schließlich in das westliche Europa und nach Ostafrika.

Langsam begann Zucker den Honig zu ersetzen, der damals als einzig anderes Süßungsmittel verfügbar war. Als Zucker im 14. Jahrhundert in Europa immer beliebter wurde und bald gleich den Wert von Gold, Perlen oder andere wertvolle Gewürze erreichte, wurde eine bessere Druckpresse entwickelt und die Zuckerproduktion erhielt dadurch einen weiteren Aufschwung.

Bereits im folgenden Jahrhundert wurden in Mittelmeergebieten Zuckerplantagen für den Export in ganz Europa angelegt. Zum Ende des 15. Jahrhunderts wurden die ersten afrikanischen Sklaven zur Arbeit auf Zuckerplantagen im Gebiet von Valencia, Spanien, gebracht. Dadurch brachte Christopher Columbus im Jahr 1492 erstmalig Zuckerrohr nach Amerika, dem bald weitere Zuckerplantagen auf dem amerikanischen Kontinenten folgten. Der erste Zucker wurde auf der Insel Hispaniola im Jahr 1501 produziert, die heute in die Dominikanische Republik und Haiti unterteilt ist. Britische Kolonisten begannen Zucker das ‘Weiße Gold’ zu nennen und etablierten in der Karibik und auf dem südamerikanischen Festland noch mehr Zuckerrohrplantagen, um damit auch dort ordentlich Profit zu machen. Seit 1505 erreichten die ersten Sklavenschiffe die Kolonien, die zum größten Teil aus Westafrika kamen, wo portugiesische Kolonien bereits Außenposten für anderen Waren und Güter besaßen. Für die meisten europäischen Kaufmannsleute waren afrikanische Menschen, die sie über den Atlantik in die neue Welt brachten, nicht mehr als eine andere Handelsware.

300 Jahre lang fand der Sklavenhandel ungebrochen weiter statt, sodass bis zum Anlegen des letzten Sklavenschiffes mehr als 10 Millionen Afrikaner unter Zwang aus ihrer Heimat entwurzelt wurden, um auf den Zuckerplantagen zu arbeiten. Allerdings begannen mehrere Länder auf der Welt zwischen dem 17. und 18. Jahrhundert sich der Sklaverei entgegenzustellen, sodass auch der Kauf von Zucker, der durch Sklavenarbeit produziert wurde, boykottiert wurde. Brasilien war hierbei das letzte Land, welches Sklavenarbeit im Jahr 1888 abschaffte.

Bis heute ist Brasilien der größte Zuckerproduzent der Welt und beliefert den Weltmarkt mit Zucker mit einem Anteil von ganzen 25 %. Ein Deutscher Chemiker entwickelte währenddessen im Jahr 1757 eine Technik, mit der Kristallzucker aus Zuckerrüben gewonnen werden konnte. Diese Entdeckung war von recht großer Bedeutung, da Zuckerrüben kein tropisches Klima benötigen und in gemäßigten sowie kälteren Regionen, wie beispielsweise Nordeuropa und Kanada, wachsen. Mit dem Bau der ersten europäischen Zuckerrübenfabrik im heutigen Polen waren die Europäer in der Lage Zucker auf ihrem eigenen Grund und Boden zu produzieren, was dazu führte, dass zwar die Zuckerproduktion noch weiter anstieg, allerdings Zucker als Handelsware mehr an Wert verlor, er ein alltägliches Lebensmittel wurde und nicht mehr länger ein wertvolles Lebensmittel für die Reichen darstellte.

So war es unvermeidbar, dass Zucker mit dem Ende des 19. Jahrhunderts als notwendige Zutat in Tee, Kaffee, Süßigkeiten und weiter verarbeiteten Lebensmitteln angesehen wurde, sodass er kaum mehr wegzudenken ist. Denken Sie dran, allein wenn Sie ein Brot aus Hefeteig backen möchten, was den einfachsten Weg darstellt, brauchen Sie Zucker. Das Gleiche gilt genauso für Pizzateig.

Gentechnisch veränderte Zuckerrüben wurden in den USA erstmalig im Jahr 2007 zugelassen. Innerhalb von nur drei Jahren waren bereits 95 % der in den USA angebauten Zuckerrüben gentechnisch verändert.

Heutzutage wird 80 % des Zuckers weltweit nach wie vor

aus Zuckerrohr hergestellt, die übrigen 20 % aus Zuckerrüben. Mehr als 120 Länder produzieren jährlich ungefähr 180 Millionen Tonnen Zucker, sodass die Zuckerindustrie nach wie vor in der Welt sehr groß und einflussreich ist.

Vor einigen Jahrhunderten wurde Zucker noch als Medikament umworben, genau wie kokainhaltige Cola in den 1950er Jahren. Recht schnell fand man zum Glück bei der kokainhaltigen Cola heraus, dass Kokain alles andere als gesundheitsfördernd ist. Das Gleiche geschieht allmählich auch mit Zucker.

Es ist also unsere Herausforderung im 21. Jahrhundert gesündere Alternativen zu finden, um Zucker am besten aus unserem Lebensmittelplan weitestgehend zu streichen und eine neue Seite in unserem Geschichtsbuch hierzu schreiben zu können. Der Mensch braucht nämlich eigentlich gar keine Lebensmittel mit zugesetztem Zucker, auf den wir uns in diesem Ratgeber konzentrieren, da wir Zucker durchaus aus natürlichen Lebensmitteln, wie beispielsweise Obst (Fructose), aufnehmen können.

8 Gründe auf Zucker zu verzichten

Wie mit so vielen Dingen, die Mensch in seiner Geschichte entdeckt hat und zahlreiche Nutzen dafür finden konnte, wie beispielsweise etwas ist unheimlich lecker, sodass letztlich in der modernen Zeit eine massive industrielle Produktion stattfindet, gibt es auch beim Zucker eine Kehrseite der Medaille.

Heutzutage wird Zucker mit mehr als 100 gesundheitlichen Problemen in Verbindung gebracht, was bedeutet, dass Zucker nicht nur schlecht für die Zähne ist, was nur Ihren Zahnarzt erfreut, oder dick macht. Gar Kopfscherzen oder Migräne kann durch Zucker ausgelöst werden sowie auch Schlaflosigkeit und Leberprobleme allgemein. Dazu gehört unter anderem sogar Osteoporose. Eine Studie, die im Journal Archives of Oral Biology veröffentlicht wurde, belegte, dass Zuckerkonsum Osteoporose und reduzierte Knochendichte verursacht.

Doch kann Zucker tatsächlich auch abhängig machen – da wären wir wieder beim Beispiel aus dem vorangegangenen Kapitel mit der kokainhaltigen Cola. Es gibt zahlreiche Gründe, warum Sie auf Zucker verzichten sollten und einige besonders wichtige, was der Zucker in Ihrem Körper eigentlich macht, schauen wir uns nun genauer an.

Zucker macht süchtig

Wenn Sie jemals zufällig eine Unterhaltung mitgehört haben, in der es um eine extrem süchtig machende, weiße, pulverartige Substanz geht, die zahlreiche Todesfälle verursacht, würden Sie vermutlich davon ausgehen, dass sich das Gesprächsthema um Drogenhandel auf der Straße dreht. Es wird Sie in grosses Erstaunen versetzen, dass es bei dieser tödlichen Substanz tatsächlich um Zucker geht.

Simon Capewell, Professor klinischer Epidemiologie an der Universität von Liverpool, Großbritannien, geht sogar so weit zu behaupten, dass Zucker der neue Tabak ist. Der Vorsitzende der *Action on Sugar*-Bewegung in Großbritannien, Graham MacGregor fügt hinzu: "Laut der Wissenschaft ist Zucker ohne seine Kalorien gefährlich, genau wie Alkohol – es ist der Alkohol der Kindheit."

Zucker verursacht in uns Menschen ein vergleichbares 'High' und wird schnell zu einer Gewohnheit, wie es bei Nikotin oder gar auch Kokain der Fall sein kann, hebt das britische Journal für Sportmedizin hervor. Tierversuche zeigen, dass Zucker für Laborratten die bevorzugte Droge ist, sobald sie die Wahl zwischen Kokain und Sucrose haben. Was hier passiert: Dopamin wird ausgeschüttet, wenn Sie Zucker zu sich nehmen. Das Problem ist, dass wenn zu viel Zucker gegessen wird, die gesunden Signale des Dopamins, die uns das Gefühl geben uns wohl zu fühlen, ausgeschaltet werden, sodass wir mit der Zeit mehr und mehr Zucker brauchen, damit diese Signale überhaupt gegeben werden und wir uns gut fühlen.

Eine Studie fand sogar heraus, dass allein der Anblick eines Milchshakes die gleichen neurologischen Belohnungszentren bei Menschen mit suchtähnlichem Essverhalten im Gehirn aktiviert wie Kokain.

Einst haben wir Menschen uns für unseren nächsten 'Druck' auf den Verzehr von Honig und reifen Früchten verlassen. Überschüssige Energie wurde in Fettpolstern für Zeiten gespeichert, in denen Nahrung nicht so vielfältig verfügbar ist, wie z. B. im Winter. Doch heutzutage steht uns Zucker in der Form von hoch konzentrierter Sucrose und hoch konzentriertem Fructose Maissirup (*high-fructose corn syrup, HCFS*) oder auch direkt als Glukose-Fruktose-Sirup zur Verfügung, die jeweils durch den Raffinierungsprozess von jeglichen Mineralien und Vitaminen befreit sind und damit über keinerlei Nährwert verfügen. Zucker hat sehr einzigartige Charakteristiken, besonders wie der menschliche Körper die dort enthaltene Fructose im Zucker verstoffwechselt, wodurch Zucker besonders gefährlich werden kann, gerade, wenn Zucker in beachtlichen Mengen verzehrt wird. Im Handumdrehen sind Sie abhängig.

James DiNicolantonio des *Saint Luke's Mid America He-*

art Institute erklärt, dass im Gegensatz zu Salz wir bei Zucker keinen eingebauten Schutzmechanismus haben. Wenn wir zu viel Salz essen, werden sich die Schalter unserer Salzgeschmacksrezeptoren umlegen, doch passiert das Gleiche nicht beim Zucker. Entsprechend ist es leicht zu viel Zucker zu sich zu nehmen, während wir vor einem übermäßigen Verzehr von Salz über einen natürlichen Schutzmechanismus verfügen. Daher können Sie eine ganze Tüte Kekse oder unendlich viele Schokoladenriegel verzehren und dennoch ein Verlangen nach mehr haben. Raffinierter Zucker kann auch sogenanntes Bingeing (spontaner übermäßiger Konsum) und extremes Verlangen auslösen, was neben Entzugserscheinungen Anzeichen einer abhängig machenden Substanz sind. Entzugserscheinungen von Zucker entstehen durch einen Dopaminmangel im Gehirn, was zu Symptomen wie Aufmerksamkeitsmangel-Hyperaktivtiäts-Störung, Kopfschmerzen, Angstzuständen, Müdigkeit und heftiges Verlangen nach Zucker oder gar einen ähnlichen Zustand im Gehirn verursachen kann, der andernfalls bei Patienten mit Depressionen gefunden wird - in anderen Worten, eine sehr maue Stimmung und Desinteresse an Dingen oder Aktivitäten, mit denen Sie sich andernfalls sehr gerne beschäftigen.

Zucker ist eine Giftbombe

Es sollte eigentlich jedem bekannt und nicht weiter verwunderlich sein, dass der übermäßige Verzehr von Süßigkeiten, also Zucker, dick macht. Wenn wir keinen natürlichen Schutzmechanismus haben, der uns sagt, wann wir zu viel Zucker gegessen haben und immer mehr wollen, dann ist es auch ein Leichtes generell zu viel zu essen. Wenn sich dies noch mit einem schönen Bewegungsmangel paart, nimmt Ihr Körper weit mehr Energie zu sich, als sie gebraucht wird. Es hat ja nun seinen Sinn, dass überschüssige Energie in Form von überschüssigen Kalorien von Ihrem Körper für schlechte Zeiten gespeichert wird. Dieser Sinn erschloss sich zumindest in Zeiten, wo wir noch keine Supermärkte hatten, geschweige denn einen Kühl- oder Gefrierschrank. Wir verfügen in der modernen Zeit jedoch über all die Dinge, sodass wir uns quasi rund um die Uhr potenziell mit allen möglichen Nahrungsmitteln versorgen können, auf die wir gerade Lust haben. Vermutlich können Sie sich nicht einmal vorstellen, dass so etwas wie Schokolade in der ersten Hälfte des letzten Jahrhunderts noch so etwas Besonderes war, dass es damals nur sonntags ein Stück einer Tafel Schokolade zu naschen gab. Heute finden wir meterlange Regale vollgestopft mit Schokolade und allen anderen Süßigkeiten.

In den Mengen, wie Sie Fructose durch Zucker aufnehmen und wie Ihr Körper die enthaltene Fructose in Zucker verstoffwechselt, sammelt sich in Ihrer Leber Fett an, sodass eine sogenannte Fettleber entsteht, was schließlich von einer Insulinresistenz und Stoffwechselsyndrom gefolgt wird, die wiederum sowohl zu Übergewicht und Diabetes als auch Herzkrankheiten und Krebs führen.

Dies bedeutet, dass Zucker tatsächlich giftig sein könnte, auch wenn es Jahre dauert, bis Zucker ordentlich Schaden in Ihrem Körper anrichten kann. Es geschieht nicht über Nacht. Zahlreiche Forscher beschäftigen sich derzeitig mit dem Thema inwiefern Zucker wirklich giftig für unseren Körper ist, was wir nicht erfahren werden, bis Langzeitstudien erfolgt sind.

In welchem Rahmen das jemals geschehen wird und Studienergebnisse veröffentlicht werden, ist ebenfalls fraglich, angesichts der riesigen Zuckerindustrie, die nach wie vor gerne viel Geld verdienen möchte. Interessant anzumerken ist allerdings, dass viele Forscher, die sich mit dem Thema näher beschäftigen, Zucker aus Ihrem Ernährungsplan komplett gestrichen haben.

Zucker verursacht Störungen im Hormonsystem

Zu diesen Störungen zählt zwar bekanntlich unter anderem auch vor allem der Einfluss auf den Insulinspiegel, den Zucker einschließlich durch den Verzehr von Glucose, was Bestandteil selbst der gesündesten Kohlenhydrate auf der Welt ist, haben kann. Ihr Körper muss Insulin produzieren, was ein Hormon ist, um den Zucker in Energie umzuwandeln. Sobald Ihr Körper zu viel Insulin produziert, entsteht mit der Zeit die zuvor erwähnte Insulinresistenz, was eine Vorstufe zur Volkskrankheit Diabetes Typ 2 ist. Allerdings wird durch eine Insulinresistenz ebenfalls Unfruchtbarkeit vor allem bei Frauen hervorgerufen, da es die normale Ovulation eines Eis unterbricht, indem die Ovulation unterdrückt wird oder der Reifeprozess des Eis begrenzt wird. Selbst ein bereits befruchtetes Ei, das in den Uterus gepflanzt wird, wird in seiner Entwicklung gestört. Frauen, die unter einer Insulinresistenz leiden, neigen 4 – 5mal öfter zu Fehlgeburten.

Dies ist jedoch nicht der einzige negative Einfluss, den Insulin auf den Hormonspiegel haben kann. Denn sobald das Insulin hoch schießt, was normalerweise nach einer sehr zuckerhaltigen Mahlzeit geschieht, kann dies dazu führen, dass der Spiegel eines sehr wichtigen Proteins absinkt, welches auch als Sexhormon-Bindendes Globulin (SHBG) bekannt ist. SHBG sorgt dafür, dass überschüssiges Östrogen und Testosteron im Blut gebunden werden. Wenn der SHBG-Spiegel absinkt, schiessen diese Hormone in die Höhe. Insulin erhöht ebenfalls die Produktion von Testosteron, welches dann vom Fettgewebe am Bauch in noch mehr Östrogen umgewandelt wird.

Doch auch weitere Störungen löst der übermäßige Verzehr von Zucker und insbesondere Glucose aus. Nahrungsmittel, die aus weißem Mehl, weissem raffiniertem Zucker, weißem Maismehl (einschließlich Maissirup), weißem Reis und alkoholischen Getränken bestehen, werden von Ihrem Körper zu schnell aufgespalten, weshalb der Insulinspiegel zu schnell ansteigt. Dieser rasante Anstieg lässt ein 'High' in Ihrem Körper entstehen, das vielleicht 15 – 30 Minuten anhält. Anschließend sinkt der Blutzuckerspiegel rasend schnell wieder ab, sodass Ihr Körper sich ausgezehrt und erschöpft fühlt. Hierdurch wird eine 'Kampf oder Flucht'- Reaktion in Ihrem Körper ausgelöst und die Nebennierendrüsen werden kontinuierlich weiter vom Tief im Blutzuckerspiegel stimuliert. Das schnelle Absinken des Zuckerspiegels signalisiert diesen Drüsen Cortisol und Adrenalin auszuschütten, damit der Blutzuckerspiegel wieder aufgefrischt wird. Die wiederholte Stimulation der Nebennierendrüsen um Adrenalin und Cortisol auszuschütten, schwächt die Drüsen auf Dauer und Hormone können von diesen Drüsen nicht unendlich weiter produziert werden, was zu einem weiteren Ungleichgewicht im Hormonhaushalt führen kann.

Es werden dann nicht genug Hormone produziert oder freigesetzt, andere Hormondrüsen erhalten kein Signal deren Hormone auszuschütten und die komplette Kommunikation des Hormonsystems ist schließlich gestört. Betroffen hiervon sind vor allem die Hormonspiegel von Östrogen, Progesteron, Androgene und Testosteron. Das gilt sowohl für Frauen als auch für Männer.

Zucker verursacht Hefepilzinfektionen

Hefe ist an und für sich ein ganz normaler 'Bewohner' Ihres Darms. Gesunde Bakterien in Ihrem Darm passen darauf auf, dass sich nicht zu viel Hefe bildet. Sobald jedoch Antibiotika zum Einsatz kommen, Sie krank sind oder permanent unter Stress stehen, werden die gesunden Bakterien abgetötet und die Hefe kann in Ihrem Darm eine Party feiern.

Was hat das jetzt mit Zucker zu tun? Denken Sie einmal daran, wenn Sie einen Hefeteig ansetzen: Sie fügen Zucker hinzu, dass die Hefe was zum Arbeiten hat, ohne Zuckerzusatz können Sie Ihren Hefeteig in die Tonne schmeißen – es funktioniert einfach nicht, einen Hefeteig ohne Zucker anzusetzen. In Ihrem Darm geschieht etwas ganz ähnliches, wenn die dortigen Hefebakterien auf Zucker treffen. Zucker lässt die Hefebakterien von einem freundlichen netten Bakterium zu einem Invasionsbakterium mutieren, welches das komplette Darmgewebe besetzt. Zuviel Hefebakterien im Darm führen zu gesundheitlichen Beschwerden wie Hefe- und Pilzinfektionen, Ausschlag und sowohl pathologisch durchlässiger Darmwand als auch Unfruchtbarkeit als Implikation.

Obschon eine Hefepilzinfektion nicht direkt Unfruchtbarkeit auslösen kann, kann sie das Spermium daran hindern das Ei zu erreichen. Eine vaginale Hefepilzinfektion macht es fast unmöglich überhaupt Geschlechtsverkehr zu haben, der nun einmal, wie jeder weiß, notwendig ist, um schwanger zu werden und Kinder zu kriegen.

Zucker verursacht ein schwaches Immunsystem

Eine zuckerhaltige Ernährung verursacht in Ihrem ganzen Körper eine ganze Reihe an biochemischem Stress und Entzündungsvorgängen, was Ihr Immunsystem auf verschiedene Arten schwächen kann.

Eine sichtbare Form des schwachen Immunsystems wäre die eben erwähnte pathologisch durchlässige Darmwand, denn dadurch geraten unverdaute Nahrungsmoleküle in den Blutkreislauf. Damit hat das Immunsystem dann genug zu tun, um den Verdauungsprozess vollenden zu können, was für Ihr Immunsystem eine perfekte Ablenkung und eine überwältigende Mühe zugleich ist. Kurzum: Ihre Abwehrmechanismen werden vom Zucker erschöpft. Wenn sich dann eine richtige Erkrankung ankündigt, kann Ihr Immunsystem nicht entsprechend reagieren.

Forschungen haben ergeben, dass bereits ein Teelöffel Zucker Ihr Immunsystem für bis zu sechs Stunden nach Verzehr schwächen kann. Damit ist es auch kein Wunder, dass so viele um Festtage herum und gerade im Winter krank werden, meistens es auch eine Weile länger dauert wieder zu genesen. Ein schwaches Immunsystem macht Ihren Körper für alle möglichen Arten von Infektionen angreifbarer, wozu auch Hefepilzinfektionen gehören.

Zucker verursacht Herzkrankheiten

Die Ergebnisse einer im Jahr 2010 veröffentlichten Studie im Journal der American Medical Association zeigte auf, dass Menschen, die mindestens 25 % ihrer täglichen Kalorien durch zugesetzten Zucker zu sich nehmen, dreimal mehr dazu tendieren einen niedrigen Spiegel an HDL Cholesterin (gutem Cholesterin) und dafür einen höheren Spiegel an LDL (schlechtem Cholesterin) aufzuweisen, als jene, die weniger als 5 % ihrer Kalorien durch Süßigkeiten aufnehmen. Hier erklärt sich auch der hohe Cholesterinspiegel, der zu ernsthaften Herzerkrankungen führt, sodass nicht nur der Verzehr von rotem Fleisch mit einem hohen Cholesterinspiegel in Verbindung zu bringen ist, sondern auch der Verzehr von Zucker.

Zudem zeigten jene, die ihre Ernährung eher zuckerhaltig gestalten, gefährlich hohe Werte an Triglyceriden. Noch ist es den Forschern unklar warum, doch trägt ein höher Triglyceridspiegel dem Verhärten von Arterien und Verdicken von Arterienwänden bei, was das Risiko einen Schlaganfall, einen Herzinfarkt oder eine andere Herzkrankheit zu erleiden, erhöht.

Sowohl Cholesterin als auch Triglyceride sind zwei verschiedene Arten von Lipiden, die in Ihrem Blutkreislauf zirkulieren. Cholesterin wird dazu verwendet, um Zellen und bestimmte Hormone zu bilden. Triglyceride hingegen speichern nicht verwendete Energie und versorgen Ihren Körper mit Energie, wenn er sie braucht. Beide werden mithilfe von Proteinen durch Ihren Körper transportiert, da sie sich nicht im Blut auflösen können.

Zucker hat einen negativen Einfluss auf Ihr Gehirn

Wer kennt es nicht, besonders zu stressigen Zeiten, wie beispielsweise beim Lernen oder erarbeiten von Hausarbeiten sowie intensiveren Abschnitten bei Ihrer Arbeit, wird schnell zu einem Schokoriegel gegriffen, damit man weiterhin denken könne. Allerdings hat Zucker tatsächlich, besonders in Form von Glucose und Sucrose, einen eher gegenteiligen Effekt.

Eine neue Studie der kleinen Universität von Otago beobachtete 49 Teilnehmer bei Ihrer Reaktion auf drei Zuckerarten und wie der Zucker ihre kognitiven Funktionen beeinflusste. Die Teilnehmer nahmen dabei Glucose, Fructose und Sucrose zu sich, allerdings auch das künstliche Süßungsmittel Sucralose als Placebo. Die Forscher schauten sich dann an, wie jeder Zucker die Teilnehmer bei einfachen Rechenaufgaben in ihrer Reaktionszeit, Leistungsfähigkeit und Konzentration beeinflusst.

Nicht jeder Zucker beeinflusste die Teilnehmer bei der Studie gleichermassen. Jene Teilnehmer, die Glucose und Sucrose zu sich nahmen, schienen schlechter dazustehen als die anderen, die nur Fructose oder das Placebo zu such nahmen.

Die Forscher nahmen an, dass Glucose schuld an der

schlechteren Leistungsfähigkeit ist, da unser Körper Sucrose in Glucose und Fructose aufspaltet. Beide Zuckerarten, die Glucose enthielten, sind jene, die Gehirnfunktionen beeinflussten. Fructose kann die Blutschwelle zum Gehirn nicht überwinden, weshalb es nicht den gleichen Effekt hatte.

Die Studie erklärt damit auch, warum Zuckerverzehr beispielsweise ebenfalls Erinnerungsstörungen verursachen kann.

Zucker verursacht Depressionen und Ängste

Lange wurde verbreitet, dass Depressionen und Angststörungen durch ein chemisches Ungleichgewicht im Gehirn entstehen würden, doch haben neueste Studien aufgedeckt, dass diese Theorie kaum Beweise vorlegt und letztlich sogar falsch ist. Genauso wenig werden solche psychische Probleme nicht durch genetische Veranlagungen verursacht. Es gibt durchaus bei jedem im Leben Erlebnisse, die Depressionen und Angststörungen konkret auslösen können, allerdings gibt es bei manchen Patienten keinerlei erkennbaren Auslöser der Art oder es werden bereits bestehende psychische Probleme mit diesen Krankheitssymptomen erweitert.

Wissenschaftler haben nun nachgewiesen, dass Angststörungen und Depressionen als eine allergische Reaktion auf Entzündungsprozesse im Körper entstehen, die ihre Ursache in einer sehr zuckerhaltigen Ernährung haben, jedoch auch durch hohe Konzentrationen an Transfetten, eine generell ungesunde Ernährung oder gar Glutenintoleranz ausgelöst werden können. Es ist auch nicht unüblich, dass Diabetes Typ 2-Patienten an depressiven Verstimmungen leiden, da einerseits bereits ein Entzündungsprozess im Körper stattfindet, für den übermäßiger Verzehr von Zucker verantwortlich sein kann, andererseits aber auch ein Entzug von Zucker stattfindet.

Entsprechend ist es umso wichtiger, wenn Sie gerade ein Tief in Ihrem Leben haben, sich nicht nur mit einem professionellen Therapeuten und entsprechenden anderen Ärzten in Verbindung zu setzen, um auf den Ebenen der Psychologie oder auch einer möglichen genetisch bedingten Zöliakie Ihre Probleme aufzudecken und anzugehen, sondern auch gleichzeitig versuchen Zucker aus Ihrem Ernährungsplan streichen und sich eine gesündere und vor allem ausgewogene Ernährung anzueignen. Selbst wenn es zunächst schwerfällt, in solchen Phasen hat kaum jemand Lust sich mit Leidenschaft an den Herd zu stellen, doch tun Sie sich damit selbst einen Gefallen, um bestehende Symptome zumindest auf der körperlichen Ebene mit Ihrer Ernährung nicht weiter zu verschlimmern.

Zucker ist überall

Zugesetzter Zucker lässt sich in immer mehr Lebensmitteln finden, gerne auch zusammen mit viel zu viel Salz, um besonders in Low-Fat oder sogenannten fettfreien Lebensmitteln den Geschmack zu erhalten. Doch nur, weil sich etwas in der Nahrung befindet und dies auch noch massenhaft, muss es nicht zwangsweise gesund sein. Auch Ihnen ist mit Sicherheit nicht bewusst, wo sich Zucker überall drin versteckt. Hier hilft ganz profanes Lesen der Inhaltsstoffe auf Lebensmitteletiketten.

Es kann sich manchmal als nicht gerade sehr einfach gestalten zugesetzten Zucker auf den Zutatenlisten zu entdecken, da sie gerne auch einfach unter einem anderen Namen angegeben werden. Für einen allgemeinen Überblick schauen wir uns die verschiedenen Zuckersorten an, die Lebensmitteln hinzugefügt werden, ganz gleich, ob sie als eine gesündere Zuckerart betrachtet werden oder nicht:

- Maissirup
- Honig
- Zuckerrübensirup/Melasse
- Brauner Zucker/Rohrzucker
- Rohzucker
- Zucker
- Sirup
- Abgedämpfter Zuckerrohrsaft

- Maissüßstoff
- High-Fructose-Maissirup
- Fruchtsaftkonzentrate
- Malzzucker
- Agavennektar
- Ahornsirup
- Kokosblütenzucker
- Bezeichnungen, die mit “ose" enden -Glucose, Lactose, Fructose, Saccharose, Dextrose, Maltose

Einige dieser Zuckersorten, wozu Honig, Melasse, und Agavennektar oder auch Kokosblütenzucker gehören, zählen zu den gesünderen Zuckersorten als purer Zucker oder künstliche Süßungsmittel, wenn sie als Zutaten zu anderen Lebensmitteln hinzugegeben werden. Dennoch werden sie als ‘zugesetzter Zucker’ betrachtet.

9 überraschende Zuckerverstecke

Zucker versteckt sich mit seinen vielen Bezeichnungen und Arten in sehr vielen Produkten, die auch Sie mit Sicherheit regelmäßig kaufen. Hier ist es vorteilhaft mal ein wenig öfter auf die Zutatenliste von den Produkten zu schauen, die Sie kaufen, oder beim Essen gehen ein wenig achtsamer im Restaurant zu bestellen. Unter welchem Namen sich Zucker in Ihren Lebensmitteln verstecken kann, haben wir uns gerade angeschaut. Doch findet Zucker dennoch oft auf eher mysteriösen Wegen in Ihr Essen:

1. *Panade* – die Panade von den meisten abgepackten Lebensmitteln oder auch bei Gerichten im Restaurant enthält Zucker.
2. *Hamburger* – Zucker wird sehr oft in Form von Maissirup oder getrockneter Melasse bei Hamburgern zugefügt, die in Restaurants angeboten werden, damit das Fleisch während des Garprozesses nicht zu sehr schrumpft.
3. *Lachs* – bevor Lachs in eine Dose gelangt, wird er oft mit einer Zuckerlösung glasiert.
4. *Nahrungskette* – vielerorts wird Tieren vor ihrer Schlachtung Zucker in deren Nahrung zugefügt, um später den Geschmack und die Farbe des Fleisches zu ‘verbessern’. Doch auch Geflügel wird in Fast-Food-Restaurants oft eine Zucker- oder Homiglösung injiziert. Bei der Herstellung mancher Fleischsorten für Aufschnitt wird ebenfalls Zucker verwendet.

5. *Gemüsebrühe* – die meisten fertigen Gemüsebrühwürfel oder einfaches Gemüsebrühpulver enthalten Zucker. Auch sogenannte Instant-Suppen oder Tassen-Suppen werden davon nicht verschont.

6. *Cerealien* – fertige Ceralien für ein 'ausgewogenes Frühstück' enthalten sogar einen sehr hohen Anteil an zugesetztem Zucker.

7. *Ketchup* – die Hälfte der Kalorien aus herkömmlichem Ketchup kommen allein aus einem hohen Anteil zugesetzten Zuckers.

8. *Salz* – dies sollte das erstaunlichste sein, doch enthält sogar manches Salz im Gewürzregal Zucker oder auch andere Gewürze, besonders Gewürzmischungen beispielsweise zum Grillen oder für Fisch.

9. *Joghurt* – Joghurt ist an und für sich sehr gesund, doch gerade in den fertigen Joghurts mit Früchten (oder schlimmer noch, mit Fruchtzubereitung) sind weitere Unmengen an zugesetztem Zucker enthalten.

6 Vorteile Zucker Adé zu sagen

Nachdem wir uns gerade sehr ausführlich damit beschäftigt haben, dass Zucker weit mehr als nur Löcher in Zähnen und Übergewicht in Ihrem Körper anrichtet, ist Ihnen zumindest vom Kopf her bestimmt zunächst der Appetit auf etwas Süßes vergangen. Sehr lange wird aber vermutlich das nächste Verlangen nicht auf sich warten.

Es ist nicht einfach Zucker aus dem Speiseplan zu streichen. Forschungen zufolge kann Zucker sogar abhängiger machen als Kokain. Unmöglich ist es allerdings nicht sich von dem süßen, weißen Zauberpulver zu verabschieden.

Verbunden damit sind vielfältige Vorteile:

Sie leben gesünder

Im vorherigen Kapitel haben wir uns recht ausführlich damit beschäftigt zu erkennen, dass Zucker ein bisschen mehr als nur eine süße Sünde ist.

Indem Sie Zucker aus Ihrer Ernährung eliminieren, verringern Sie direkt das Risiko an den vielen zahlreichen Volkskrankheiten zu leiden, die Zucker leider mit sich bringt:

- *Übergewicht* – Sie essen durch Zucker in Ihren Lebensmitteln automatisch mehr und öfter. Sie verlieren direkt mehr an Gewicht; so einfach kann es sein, ein paar Pfunde zu verlieren, wenn Sie allein Zucker aus Ihrem Speiseplan streichen. Zucker ist nun mal nicht mehr als leere Energie. Ihr Energiekonsum wird sich reduzieren, sobald Sie sich vom Zucker verabschieden und keine Blutzuckerabsacker mehr erleben, die Ihnen noch mehr Hungergefühl verleihen.
- *Bluthochdruck* – dies ist gar nicht mal so eine kleine unscheinbare Angelegenheit, da Bluthochdruck mehr Arbeit für Ihr Herz und Ihre Arterien bedeutet, was mit der Zeit Ihr komplettes Kreislaufsystem in Mitleidenschaft zieht. Folgen sind Herzkrankheiten, Herzinfarkt, Schlaganfall oder gar Nierenschäden.
- *Herzinfarkt* – Menschen, die sehr viel Zucker verzehren haben eine wesentlich höhere Gefahr einen Herzinfarkt zu erleiden. Allein durch den Konsum eines zuckerhaltigen Getränks steigern Sie Ihr Herzinfarktrisiko um ganze 25 %

- *Diabetes* – nur ein oder zwei zuckerhaltige Getränke pro Tag erhöhen Ihr Risiko an Diabetes Typ 2 zu erkranken um ganze 26 %

- *Asthma oder COPD* – Studien weisen darauf hin, dass eine zuckerlastige Ernährung Sie anfälliger macht an Asthma oder Chronisch Obstruktiver Lungenkrankheit zu leiden. Kurzum: eine zuckerfreie Ernährung lässt Sie langfristig besser atmen

- *Alzheimer und Demenz* – die Produktion einer neurotrophischen Chemikalie (*BDNF*) wird durch den Verzehr von Zucker herabgesenkt, die aber wichtig ist, damit Ihr Gehirn neue Erinnerungen speichern und die Vergangenheit erinnern kann. Menschen mit einem gestörten Glucose-Stoffwechsel (Diabetiker und Insulinresistente) haben einen sehr niedrigen BDNF-Spiegel, was mit Alzheimer und Demenz verbunden wird.

- *Depressionen* – damit Ihr Gehirn richtig funktioniert, braucht es einen konstanten Zufluss von Glucose und Insulin. Insulin öffnet die Türen Ihrer Gehirnzellen, um Glucose hinein zu lassen. Sobald Ihr Gehirn immer wieder ein Zuckerhoch erlebt, wird Insulin einfach weniger effektiv mit seiner Arbeit, was auch zu Depressionen und Ängsten führt.

Sofern Sie bereits gesundheitliche Probleme haben, können Sie zumindest durch eine zuckerfreie Ernährung die Symptome lindern und Ihre gesundheitliche Besserung oder gar Heilung ganzheitlich unterstützen.

Sie werden weniger Schmerzen haben

Entzündungen werden mit chronischen Schmerzen in Verbindung gebracht.

Die Zuckerabstinenz reduziert Entzündungsvorgänge in Ihrem Körper, sodass auch chronische Schmerzen reduziert werden. Es ist tatsächlich nicht ungewöhnlich für Menschen, die unter chronischen Schmerzen leiden, mehr Schmerzen zu verspüren, sobald sie Zucker essen.

Je nachdem wie schmerzanfällig Sie sind und inwiefern auch Sie unter chronischen Schmerzen leiden, wird Ihnen das Streichen von Zucker auch in diesem Bereich zugutekommen.

Sie werden voller Energie sein

Zucker gibt Ihnen zwar Energie und davon ganz schön ordentlich, allerdings hält das nur für einige Minuten an und wird von einem spontanen Energieschwund sowie Verlangen nach mehr Zucker gefolgt.

Studien zeigen, dass zugesetzter Zucker in Lebensmitteln die Aktivität von Orexin-Zellen herabsenkt. Diese Zellen sind das Duracell-Kaninchen Ihres Körpers, die Sie wach halten, Ihren Stoffwechsel in Gang bringen und Ihren gesamten Körper in Schwung halten. Sobald die Orexin-Zellen abgeschaltet sind oder einfach keine vorhanden sind, werden Sie müde und abgeschlagen, was erklärt, warum man sich nach einem sehr zuckerhaltigen Mahl eher müde fühlt und ein Nickerchen machen möchte.

Sobald Sie anfangen zuckerhaltige Produkte mit nährstoffreichen Lebensmitteln zu ersetzen, wird sich auch Ihr Blutzuckerspiegel dauerhaft stabilisieren. Als Ergebnis werden Sie nur so voller purer Energie strotzen und wesentlich mehr Ausdauer haben.

Sie werden weniger Gelüste haben

Dies betrifft allerdings nur Gelüste nach bestimmten Essen, also einen spontanen Japp auf Schokosahnetorten, Tafelschokolade, Gummibärchen und dergleichen zu haben.

Weniger solcherlei Gelüste zu haben liegt ja nun auch daran, dass sich Ihr Hormonspiegel normalisiert und Zucker mit dem Leptin und Ghrelin (Hunger- und Apptetithormonen) nicht mehr herumspielt. Denn sobald Sie zu viel Zucker zu sich nehmen, wird mehr Ghrelin ausgeschüttet, welches Ihrem Körper signalisiert, dass er hungrig ist.

Mit einer ausgewogenen und vollwertigen Ernährung versorgen Sie Ihren Körper mit wesentlich mehr Nährstoffen, ein spontaner Griff aus immenser Lust auf Schokolade zur Schokoladentafel oder zum Schokoriegel bleibt mit der Zeit immer mehr aus. Dies wirkt sich gleichzeitig positiv auf Ihre Hüfte aus.

Sie bekommen bessere Haut

Zucker wird ja nun sowohl mit Entzündungsvorgängen als auch Schwankungen im Hormonsystem in Verbindung gebracht, beide Faktoren hängen mit der Entstehung von Akne zusammen. Gar Schuppenflechte wird mit hohem Zuckerkonsum in Verbindung gebracht.

Doch nicht nur das, Sie geben Ihrer Haut direkt eine kleine Verjüngungskur. Durch einen Prozess, der sich Glykation nennt, wobei Zucker sich in Ihrem Blutkreislauf an Proteine heftet und eine Art fortgeschrittene Glykationsendprodukte bildet. Diese schädigen Collagen und Elastin, die Proteinfasern, die Ihre Haut straff und elastisch halten. Ein Schaden führt zu Falten. Auch werden bei diesem Prozess die natürlichen Antioxidantienenzyme deaktiviert, die Sie anfälliger für Hautschäden durch Sonneneinstrahlung machen.

Sie sind also wahrlich das, was Sie essen und es zeigt sich an Ihrer Haut. Nach nur zwei Wochen zuckerfreier Ernährung werden Sie bereits ein klareres Hautbild bei sich erkennen können. Sie können sich dadurch auch von den zahlreichen Beauty-Produkten verabschieden, mit denen Sie über Jahre versucht haben ein besseres Hautbild zu erhalten.

Sie werden andere Lebensmittel intensiver schmecken

Wenn Sie Zweifel daran haben, was für eine Auswirkung Zucker auf Ihre Geschmacksknospen hat, dann ist die Studie von Bartolotto interessant. Hierbei wurden Studienteilnehmer gebeten jeglichen Zucker sowie zugesetzten Zucker komplett zu meiden und stattdessen zwei Wochen lang künstliche Süßstoffe zu sich zu nehmen.

Das Ergebnis war, dass sich der Geschmackssinn für Süßes für die Studienteilnehmer komplett veränderte und zuckerhaltige Lebensmittel fortan als wesentlich süßer empfunden wurden als zuvor. Mehr als die Hälfte der Teilnehmer hatte bereits kein Verlangen mehr nach Zucker nach nur 2 – 3 Tagen, fast alle Teilnehmer hatten nach 6 Tagen keinerlei Entzugserscheinungen von Zucker mehr. Der weitere Vorteil dieses Entgiftungsprozesses bei einer zuckerfreien Ernährung ist, dass Sie Ihre Geschmacksnerven komplett neu einstellen und Lebensmittel für Sie anfangen anders zu schmecken, sodass Sie die einzelnen natürlichen Aromen ganz anders und vor allem intensiver wahr nehmen werden.

Wie Sie am besten Zucker aus Ihrem Leben entfernen

Es hört sich natürlich wieder einfacher an, als es ist, Zucker dem Kampf anzusagen und diese teuflische Zutat von Ihrem Speiseplan zu streichen. Selbst wenn Sie noch so eine starke Willenskraft haben, bereiten Sie sich darauf vor, dass es eine Herausforderung für Sie werden wird. Die vielen Vorteile, die sich für Sie aus einer zuckerfreien Ernährung ergeben, sollten Ihnen jedoch die notwendige Motivation geben.

Wie stellen Sie das nun am besten an? Mit den folgenden Tipps werden auch Sie es schaffen, Zucker aus Ihrer Ernährung zu entfernen und ihm den Rücken zukehren können.

‘Cold Turkey’ gehen

‘Cold Turkey’ ist ein umgangssprachlicher Begriff, der eigentlich verwendet wird, wenn man sich von heut auf morgen über Nacht von einer Substanz trennen möchte, die süchtig macht, wie z. B. Heroin. Da Zucker nachweislich jedoch auch Ihren Körper abhängig macht, kann man diesen Begriff ein wenig ausweiten und auf Zuckerabstinenz übertragen. Als ich meine Ernährung vor ein paar Jahren umstellte, habe ich genauso über Nacht meine Ernährung komplett geändert. Bis heute bin ich persönlich damit sehr erfolgreich und es wird auch von mehreren Experten empfohlen Zucker auf diesem Weg aus Ihrem Speiseplan zu entfernen. Also rigoros von heut auf morgen, von jetzt auf eben auf Zucker komplett verzichten.

Eine andere Möglichkeit wäre es, Zucker langsam aus Ihrem Speiseplan zu entfernen und mit der Zeit einfach weniger und weniger Zucker zu essen, doch kann dadurch die Lust auf zuckerhaltiges erst richtig erhöht werden und auch sogenanntes *Binge Eating* auslösen (ganz viel auf einmal ohne Ende in Sicht in sich hinein stopfen). Die Studie von Forschern der Princeton Universität, USA, an Ratten, stellte heraus, dass wenn Ratten Zucker entzogen wurde, sie sich stattdessen einer ‘Ersatzdroge’, in dem Fall gar Alkohol, zuwandten.

Entsprechend sollten Sie sich mit einem professionellen Ernährungsberater zusammensetzen, um herauszufinden, welches für Sie die beste Methode ist.

Beschäftigen Sie sich

In der Regel kommt die Lust etwas zu essen und da gleich auf etwas Süßes zurückzugreifen, wenn Sie nichts zu tun haben und einfach nur gelangweilt sind. Wenn Sie jedoch hingegen zu tun haben, kommt der Gedanke so schnell nicht. Schauen Sie vielleicht, was Sie tun könnten, damit Sie nicht gelangweilt werden. Vielleicht tut es einfacher Spaziergang durch die Natur, um sich abzulenken, vielleicht etwas im Haus zu basteln und zu Handwerken oder auch ein bisschen Sport zu machen.

Wenn Sie sich ein bisschen körperlich betätigen und sich sportlich versuchen zu aktiveren, werden Endorphine ausgeschüttet. Sie fühlen Sie anschließend gut. Ein kurzes Workout auch mit einem YouTube-Video wird wahre Wunder bringen.

Nehmen Sie mehr Eiweiss zu sich

Eine proteinreiche Ernährung, besonders wenn diese bereit mit einem vollwertigen Frühstück beginnt, kann Ihnen sehr behilflich dabei sein die Lust auf Süßes zu reduzieren und auch Ihren Hunger besser zu kontrollieren.

Forschungen zufolge hilft Protein dabei den Blutzuckerspiegel zu regulieren, was folglich auch die Lust auf Süßes reguliert.

Beginnen Sie daher Ihren Tag am besten mit einem richtigen Frühstück statt mit einem Muffin, süßem Gebäck oder zuckergeladenen Cerealien aus dem Supermarktregal. Dafür eignet sich eine schöne Schale Haferflocken oder auch sogenannte 'Overnight Oats', wobei man am Abend zuvor eine Portion reine Haferflocken mit der persönlich bevorzugten Milch einweicht und so direkt am nächsten Morgen verzehren kann. Wenn Sie hier ein bisschen was Süßes möchten, fügen Sie ein paar Bananenscheiben, frische oder aufgetaute Blaubeeren hinzu oder vielleicht auch andere Beeren, die gerade saisonal wachsen. Ein Löffel Yacon Sirup obendrauf versüßt Ihr Frühstück gleichermassen. Wenn es schnell gehen muss, geht auch Smoothie mit Banane und Haferflocken und vielleicht noch einer oder zwei Datteln drin.

Meiden Sie Softdrinks

Der schnellste und effektivste Weg Zucker aus Ihrem Speiseplan zu streichen, ist definitiv sogenannte Softdrinks außen vorzulassen. Den meisten ist es gar nicht bewusst, wie viel Zucker diese enthalten: eine Dose Cola enthält beispielsweise ganze 39 Gramm Zucker. Das sind ungefähr drei Esslöffel. Das Gleiche gilt für sogenannte Sportdrinks. Allein nur diese Getränke wegzulassen, hat einen riesigen Effekt auf Ihre zuckerfreie Ernährung. Es sind, wie immer, die kleinen Dinge im Leben.

Greifen Sie stattdessen zu Wasser oder auch Kokoswasser. Für ein bisschen mehr Geschmack, gerade an den warmen Sommertagen, eignet es sich sehr gut, einfach eine große Kanne Wasser anzusetzen und einfach ein paar Früchte reinzulegen oder auch Gurkenscheiben. Wenn Sie mögen, fügen Sie dem Ganzen auch gerne frische Kräuter hinzu, wie erfrischende Pfefferminze oder Zitronenmelisse.

Trinken Sie mehr Wasser

Meiden Sie nicht nur Softdrinks und greifen Sie lieber zu Wasser, trinken Sie allgemein mehr Wasser.

Es passiert nicht selten, dass Sie ein Hungergefühl schnell mit Durst verwechseln. Daher sollten Sie allein dann, wenn der sogenannte kleine Hunger kommt, erst einmal ein Glas Wasser trinken. Anschließend können Sie immer noch reflektieren, ob Sie wirklich Hunger haben und Ihr Körper gerade nach bestimmten Nährstoffen verlangt, oder ob Sie wirklich Appetit mit Durst verwechselt haben.

Bevor Sie etwas essen, trinken Sie ebenfalls ein Glas Wasser. Das sollten Sie sich besonders bei Anlässen und an Feiertagen zu Herzen nehmen, wo der Tisch oder auch ein Buffet ebenfalls mit reichlich Süßem gedeckt sind. Das Wasser gibt Ihnen ein vorübergehendes Sättigungsgefühl, sodass Sie das davon abhält zu viel zu essen, besonders zu viele Desserts.

Essen Sie mehr Ballaststoffe

Indem Sie mehr Ballaststoffe zu sich nehmen, wird es Ihnen leichter fallen, die Lust auf Süßes zu kontrollieren, weil Ballaststoffe Ihnen ein gutes Sättigungsgefühl geben und ebenfalls den Blutzuckerspiegel regulieren.

Es gibt einige Obst- und Gemüsesorten, die reich an Ballaststoffen sind, doch sind es auch Hülsenfrüchte wie Bohnen und Kichererbsen, die neben vollwertigem Getreide wie brauner Reis, Quinoa und Vollkornprodukten sehr viele Ballaststoffe enthalten.

Nehmen Sie genug Vitamine und Mineralien zu sich

Das ist allgemein ratsam und auch wichtig, doch gerade dann, wenn Sie sich von Zucker aus Ihrem Leben verabschieden, ist es besonders wichtig auf ausreichend Nährstoffe zu achten. Sobald Sie einen Mangel an etwas haben, wird sich schnell wieder die Lust auf einen süßen Snack melden.

B-Vitamine, Vitamin C und Zink helfen Ihnen dabei, die süße Vergangenheit hinter sich zu lassen und auch Zucker langfristig zu verzichten. Auch Chrom in Hafer ist ein hilfreicher Begleiter auf Ihrem zuckerfreien Lebensweg, Romana-Salat ist beispielsweise sehr reich an Chrom und eignet sich hervorragend als tägliche Salatbeilage. Dieses findet sich auch in Brokkoli, der gleichzeitig reich an Vitamin C ist. Vitamin B finden Sie vor allem in Grünkohl (probieren Sie Grünkohl-Chips beispielsweise), Bohnen, Ei und Fisch sowie in einigen Getreidesorten.

Greifen Sie zu griechischem Joghurt

Wenn Joghurt ein Teil Ihres gesünderen Speiseplans ist, greifen Sie zu naturbelassenem griechischem Joghurt.

Der eignet sich auch prima als Alternative zu einem fertigen Fruchtjoghurt, indem Sie einfach Ihr eigenes Obst hinzugeben, auf das Sie gerade Lust. Auf diese Art sparen Sie sich eine zusätzliche Menge an zugesetztem Zucker und erhalten gleich noch einen Schwung Vitamine obendrauf.

Nutzen Sie natürliche Zuckerquellen

Natürlich vorkommende Zuckerquellen sind nicht nur süß und lecker, sondern auch gleichzeitig voller Vitamine, Mineralien, Ballaststoffen und anderen Nährstoffen. Ergo, es sind keine leeren Kalorien, die Ihnen ein wenig mehr bieten, als einfach nur Süß zu sein.

Zucker finden Sie in allen Obstsorten der Welt sowie auch in manchen Gemüsesorten, wie zum Beispiel Süßkartoffel. Es gibt allerdings auch weitere Alternativen zu Zucker, die Sie beliebig einsetzen können. Diese schauen wir uns genauer im folgenden Kapitel an.

Zuckeralternativen

Honig, Agavennektar, Ahornsirup und Melasse sowie brauner Zucker erscheinen auf den ersten Blick die wesentlich gesünderen Alternativen zu raffiniertem Zucker zu sein. Grob betrachtet sind sie es auch, besonders im Vergleich zu Glucose-Fructose Sirups oder High-Fructose-Maissirup. Sie haben allerdings eins gemein: sie bestehen alle aus Glucose oder werden in Ihrem Körper in Glucose umgewandelt. Lediglich ihr Anteil an Glucose und Fructose ist anders. So enthält Ahornsirup beispielsweise 35 % Fructose, Agavendicksaft 85 %.

Der Grund warum Produkte mit einem niedrigen Glucoseanteil bevorzugt werden ist, weil aus jenen Produkten Ihr Körper erst Glucose aufspalten muss und damit ganz einfach was zu tun hat. Problem bei der Geschichte jedoch ist, dass die meisten Zuckerarten kaum über einen weiteren Nährwert verfügen. Ganz einfacher Kristallzucker hat null Nährwert, genau wie Konzentrate und die puren Glucose-Fructose-Sirups, entsprechend sind es ganz einfach leere Kalorien. Wenn Sie jedoch Obst essen, nehmen Sie zwar Zucker durch das Obst mit dem natürlich vorkommenden Eigenzuckeranteil auf, wobei Ihr Körper beschäftigt ist, diesen umzusetzen, gleichzeitig sind aber auch Nährstoffe, wie

Vitamine enthalten. Ganz genauso verhält es sich mit Trockenobst, gefriergetrocknetem Obst oder gedörrtem Obst. Es ist süß, aber es sind auch noch Nährstoffe enthalten.

Einige Alternativen für Zucker nehmen wir nun genauer unter die Lupe.

Honig

Honig wird vom Menschen bereits seit tausenden von Jahren gerne verzehrt und wird oftmals gerne verwendet, wenn man auf den üblichen Kristallzucker verzichten möchte. Aber ist Honig so viel besser als Zucker?

Zucker und Honig enthalten im Vergleich gleich viel Fructose und Glucose, allerdings enthält Honig mehr Wasser und dabei sogar noch einige Spuren an Mineralien und Vitaminen, auch wenn nicht sonderlich viele. Durch seinen Wasseranteil, enthält Honig weniger Zucker und verfügt ebenfalls über weniger Kalorien, wenn man ihn mit purem Zucker vergleicht. Entsprechend ist ein Teelöffel besser als handelsüblicher purer Zucker.

Forscher wollten herausfinden, ob Honig den menschlichen Körper anders beeinflusst als Zucker und unternahmen dazu ein Experiment. Zwei Testgruppen erhielten dazu jeweils gleiche Mengen herkömmlichen Zuckers und Honig. Sie fanden heraus, dass Honig den Blutzuckerspiegel gar schneller ansteigen lässt als Zucker, allerdings sank der Blutzuckerspiegel jener Studienteilnehmer, die Honig verzehrten, nicht ganz so schnell wie der, der anderen Studienteilnehmer, die puren Zucker zu sich nahmen. Der Blutzuckerspiegel sank dafür nur langsam in den Folgestunden ab. Eine ähnliche Studie machte die gleiche Beobachtung und befand vom gesundheitlichen Aspekt her Honig als *ein wenig besser* als Zucker.

Obschon Honig nicht ultimative Zuckeralternative ist, werden Honig einige weitere positive Effekte auf die menschliche Gesundheit zugeschrieben, sodass er als natürliches Antiseptikum bei Wunden oder Verbrennungen angewendet werden kann, Parasiten aus dem Körper entfernt und bei einem kratzigen Hals oder auch bei Husten schnelle Abhilfe verschafft.

Kokoszucker

Während leider zahlreiche natürliche Süßungsmittel über keinen weiteren Nährwert verfügen, ist Kokoszucker, oder auch Kokosblütenzucker, eine der wenigen Ausnahmen und enthält tatsächlich eine Hülle und Fülle an Vitaminen und Mineralien.

Er ist besonders reich an Zink, Calcium, Eisen und Kalium, verfügt darüber hinaus allerdings auch noch über einige kurzkettige Fettsäuren, Polyphenole und Antioxidantien. Zusätzlich verfügt Kokosblütenzucker über einen Ballaststoff namens Inulin, der die Glucoseaufnahme in Ihrem Körper verlangsamt.

Dieser Zucker wird aus dem Saft des Blütenknospenstiels der Kokospalme gewonnen. Bei der Ernte wird der Blütenknospenstengel der Kokospalme auch teilweise beklopft, bevor auf der Spadix ein Schnitt gemacht wird, sodass der Saft in einen Behälter fliessen kann. In großen Woks wird dieser dann abgedämpft, um den hohen Wasseranteil zu entziehen. Dann entwickelt sich ein Sirup, der bereits so in seiner Form genutzt werden kann und auch zu kaufen ist. Aus dem Sirup können jedoch Kristalle oder Blöcke sowie weiche Pasten hergestellt werden.

Yacon Sirup

Yacon Sirup wir aus den Wurzeln der Yaconpflanze gewonnen, die in den Anden in Südamerika heimisch ist und bereits bei den Inkas sehr beliebt war. In Peru ist Yacon nach wie vor sehr beliebt aufgrund seiner Nährwerte und in Bolivien wird die Yaconwurzel gerne von Menschen verzehrt, die an Diabetes oder anderen Verdauungsproblemen leiden. Auch kann man aus den Blättern der Pflanze einen Tee zubereiten, der antidiabetisch wirken soll.

Der Saft der Wurzeln wird extrahiert, dann gefiltert und einem Herstellungsprozess, der frei jeglicher Chemikalien ist, abgedämpft. Die Herstellung des Yacon Sirups ähnelt sehr der Herstellung von Ahornsirup. Am Ende erhalten wir einen süßen, etwas nach Karamell schmeckenden, Sirup, der ein wenig dunkler ist und von der Konsistenz ähnlich wie Zuckerrübensirup ist.

Er enthält 40 – 50 % an sogenannten Fructooligosacchariden, die den Glucosespiegel im Blut nicht ansteigen lassen, weshalb der Yacon Sirup für Diabetiker geeignet ist, und ebenfalls den Ballaststoff Inulin. Ein großer Teil des Sirups, genau genommen ganze zwei Drittel, werden vom Körper nicht verdaut. Aus diesem Grund hat er nur ein Drittel des Energiewerts und kann als eine kalorienarme Alternative für Zucker verwendet werden. Er verfügt jedoch auch über weitere Nährwerte, ist reich an Kalium und Antioxidantien und unterstützt Ihren Körper mit der Aufnahme von Kalzium und Vitaminen.

Besonders im Darm wirkt der Yacon Sirup auf magische Weise, indem er dort die guten Bakterien mit seinen enthaltenen Fruktanen ernährt, also quasi als Probiotikum agiert. Sobald die Bakterien diese umsetzen, produzieren sie kurzzeitige Fettsäuren, die Übergewicht entgegenwirken. Fruktane haben dazu den Vorteil den Spiegel des Hungerhormons Ghrelin zu senken, was den Appetit reduzieren kann.

Dattelsirup

Auch Datteln als Sirup oder sogenannten Dattelhonig eignen sich hervorragend als ein natürliches Süßungsmittel, man kann Dattelsüße sogar auch relativ einfach selbst zu Hause machen, indem man über Nacht Datteln einweicht und am nächsten Tag zusammen mit Wasser püriert, bis es eine leicht zu verarbeitende Paste ergibt, die als Süßungsmittel statt Zucker eingesetzt werden kann.

Datteln sind von Natur aus nicht nur süß, sondern verfügen ebenfalls über einen hohen Anteil von Kalium, Eisen, Magnesium, Vitamin B6 und Ballaststoffen. Es gibt sogar ein bisschen Forschung über weitere positive Effekte vom Verzehr von Datteln, sodass bisherige Forschungsergebnisse annehmen, dass Dattelsirup gar antibakterielle Eigenschaften hat.

Jedoch haben Datteln die Eigenschaft relativ effektiv oder auch schneller den Blutzuckerspiegel ansteigen zu lassen als andere Siruparten. Dafür sind Datteln aber für Menschen geeignet, die an einer Sucroseintoleranz leiden oder Menschen mit Verdauungsbeschwerden, die aufgrund dessen Schwierigkeiten mit der Aufnahme von Disacchiriden haben.

Stevia

Sehr oft wird Stevia als eine gesunde Alternative für Zucker angegeben, was aus Blättern von Süßkraut, oder auch Honigkraut genannt, gewonnen wird. Stevia hat eine dezent andere Süße und spricht im Gegensatz zu anderen Süßungsmitteln nicht unsere Zungenspitze an, sondern eher die Geschmacksnerven, die weiter hinten auf der Zunge liegen. Dafür ist es 450 Mal süßer als herkömmlicher Zucker. Es kann einen dezenten lakritzartigen Geschmack haben, der während einem guten Herstellungsprozess durch Isolierung der einzelnen Bestandteile entfernt wird. Die Blätter verfügen ebenfalls über eine Reihe Nährstoffe, die jedoch während dem Herstellungsprozess des Süßungsmittels entfernt werden.

Zu dem Verzehr von Stevia sollten allerdings noch einige sehr wichtige Forschungen unternommen werden, da Stevia früher verwendet wurde, um Schwangerschaften zu unterbinden. Eine Studie aus dem Jahr 1985 der Universität von Chicago, USA, stellte fest, dass Stevia stoffwechselanregende Substanzen enthält die erbgutverändernd wirken. Neuere Studien erwidern jene Ergebnisse jedoch.

Sind künstliche Süßstoffe die Antwort?

Es scheint auf den ersten Blick die optimale Alternative, wenn man auf Zucker im Leben verzichten möchte und hierbei beispielsweise mit dem Trinken von Limonade Einhalt gebieten will, einfach zu zuckerfrei gekennzeichneten sowie sogenannten Diät- oder Zero-Produkten zu greifen, die keinerlei Zucker enthalten. Dafür enthalten diese Süßstoffe. Süßstoff ist besonders Diabetikern ein Begriff, wird aber schon seit Jahren ebenso gerne von Menschen eingesetzt, die einfach auf ihre Figur achten möchten und entsprechend umworben.

Künstliche Süßstoffe sind schon lange ein kontroverses Thema. Sie sind einerseits wesentlich süßer, andererseits erhalten sie wenige oder gar keine Kalorien. Jedoch können künstliche Süßstoffe Ihrem Körper vorgaukeln eigentlich Zucker zu essen, was die Lust auf Zucker eher verschlimmert und es schwieriger macht bei einer zuckerfreien Ernährung zu bleiben.

Ein sehr häufig von der Lebensmittelindustrie verwendeter Süßstoff ist Aspartam. Es wurde zufällig im Jahr 1965 entdeckt, als ein Chemiker ein Medikament gegen Geschwüre testete. Schauen Sie einfach bei Gelegenheit auf die Zutaten einer Diät-Cola oder einem vergleichbaren Produkt, wenn Sie so etwas gerade nicht griffbereit haben. Hier werden Sie als Konsument auch in der Regel darauf hingewiesen, dass nun beispielsweise die Diät-Cola eine Phenylalaninquelle enthält, die bei übermäßigem Verzehr abführend wirken kann. Wenn dies nur die einzige 'Nebenwirkung' dieses Stoffes wäre, doch schauen wir uns das einmal genauer an.

Aspartam besteht aus Asparaginsäure, Phenylalanin und Methanol. Sowohl Asparaginsäure als auch Phenylalanin sind Aminosäuren, die jeweils einzeln vollkommen ungefährlich sind und an für sich Ihre Körperfunktionen unterstützen. Durch die Verbindung in Aspartam findet jedoch ein übermäßiger Verzehr dieser Aminosäuren statt. Aspartam ist ein Excitotoxin, welches Ihre Gehirnzellen wortwörtlich zu Tode stimuliert. Phenylalanin hingegen kann die Physiologie Ihres Gehirns dahingehend verändern, dass Serotonin entzogen wird. Serotonin ist ein Neurotransmitter, der dabei behilflich ist, das psychische Wohlbefinden zu regulieren. Natürliches Methanol kommt in bestimmten Obst- und Gemüsesorten vor und ist fest mit Pektin verbunden, sodass Methanol Ihr Verdauungssystem sicher passieren kann. Das Phenylalalin und Methanol verbinden sich zusammen zu einem Methylester, der sehr schwach ist und die Methylgruppe sich auf dem Phenylalanin einfach abspaltet, um Methanol zu bilden. Methanol aus Aspartam ist extrem gefährlich für den Menschen. Es wird zu anfälligen Geweben in Ihrem Körper getragen, wo eine Alkoholdehydrogenase (ADH) es in Formaldehyd umwandelt. Formaldehyd wird normalerweise für Einbalsamierungen verwendet. Ihr Körper verfügt über keinerlei wichtige Enzyme, die bei der Auflösung von Formaldehyd behilflich sein könnten, sodass es in Ihren Zellen angesammelt wird und an empfindlichen Proteinen sowie an Ihrer DNA schweren Schaden anrichtet.

Aspartam wurde zunächst nicht für den Markt zugelassen, dann schließlich doch mit Präsidentschaftswechsel unter Aufsicht von Donald Rumsfeld in den 1980er Jahren, obschon bereits seit 1977 Forscher mit rund 900 Studien (darunter mittlerweile ebenfalls eine Langzeitstudie über 22 Jahre) nachwiesen, dass Aspartam eine ganze Reihe an gesundheitlichen Risiken mit sich bringt; darunter gehören die Entstehung von Gehirntumoren oder anderen Krebsarten wie Leukämie bis hin zu Multipler Sklerose, Epilepsie oder gar Parkinson.

Tun Sie sich und Ihrem Körper daher bitte den großen Gefallen die Finger von Lebensmitteln, die Aspartam enthalten, zu lassen.

Sie haben Lust auf ...?

Ja, diesen unbändige Japp auf etwas ganz Bestimmtes kennt nun wirklich jeder. Um Ihren Körper besser zu verstehen, ist es wichtig zu wissen, was er eigentlich mit diesem ganz bestimmten Verlangen von uns will, dass wir es essen. Denn wenn unser Körper beispielsweise ein Manko im Eisenhaushalt vermerkt, sagt er uns nicht mit einem eingebenden Bild einfach mal in eine Eisenstange zu beißen. Nein, diese Bestimmte Lust auf etwas Bestimmtes kommt daher, weil er für uns nicht in der Form übersetzen kann, was er gerade braucht. Oder andersrum, wir verstehen es nicht richtig.

Hinter jeder Lust auf etwas Bestimmtes, wie beispielsweise auf Schokolade, steht ein Mangel an einem oder gar mehreren Nährstoffen. Welche dies im konkreten Fall sind, besonders wo Sie sich auf eine zuckerfreie Ernährung konzentrieren wollen, schauen wir uns direkt genauer an.

Lust auf Schokolade?

Wenn Sie eine unbändige Lust auf Schokolade haben, bedeutet das nicht, dass Ihr Körper einen Mangel an Schokolade hat, auch wenn Sie es sich am liebsten so wünschen würden.

Schokolade enthält sehr viel Magnesium, sodass Lust auf Schokolade in der Regel auf einen Magnesiummangel zurückzuführen ist. Das ist nicht weiter ungewöhnlich einen Magnesiummangel zu haben.

Versuchen Sie in diesem Fall nur ein kleines Stück dunkle Schokolade zu essen und dieses am besten auch zu lutschen. Das wird jedoch kaum Ihren Magnesiumhaushalt wieder in Schwung bringen, daher ist es wichtig andere Lebensmittel zu essen, die einen hohen Mangemiumgehalt haben, wie Nüsse, Samen, Fisch oder auch grünes Blattgemüse.

Lust auf Süßigkeiten?

Die einfache Lust auf etwas Süßes hat mit Blutzuckerfluktuationen zu tun. Wenn Ihr Blutzuckerspiegel sinkt, versucht Ihr Körper diesen mit Süßigkeiten zu stabilisieren. Sich an einer Tüte Kekse, Kuchen oder anderen Süßigkeiten mit zugesetztem Zucker zu vergreifen bringt sehr wenig, wie wir nun gelernt haben und wird Ihren Plan sich zuckerfrei zu ernähren in Luft auflösen.

Sobald Sie Verlangen nach etwas Süßem haben, greifen Sie lieber zu Obst oder vielleicht auch zu ein paar Datteln. Achten Sie gleichzeitig darauf mehr ballaststoffreiche Lebensmittel wie Bohnen und Hülsenfrüchte sowie komplexe Kohlenhydrate wie Vollkornprodukte zu essen. Diese Lebensmittel geben Ihrem Körper gleichmäßig über einen längeren Zeitraum Energie, ohne spontan Lust auf Süßigkeiten zu kriegen.

Sofern diese Gelüste auf Süßigkeiten jedoch sporadisch oder regelmäßig trotz einer ausgewogenen Ernährung auftauchen, sollten Sie untersuchen lassen, ob Sie Hyperglykämie haben, also Unterzucker.

Lust auf Salziges?

Richtig Lust auf ein paar Chips zu haben oder auch salziges Popcorn zeigt in der Regel ein Ungleichgewicht im Hormonhaushalt an.

Dieses Ungleichgewicht kann durch den Zuckerverzehr verursacht werden und sollte hoffentlich bald der Vergangenheit angehören.

Sollten Sie sich aber bereits langsam zuckerfrei oder gar ganz zuckerfrei ernähren, liegt der Lust auf Salziges normalerweise ganz einfach einer Übermäßigen Stresshormonproduktion zugrunde.

Versuchen Sie sich also ein bisschen öfter eine kleine Auszeit zu geben und dem Stress beispielsweise mit Meditation oder Atemübungen sowie anderen Stressmanagementtechniken entgegenzuwirken.

Lust einfach zu naschen?

Jeder sollte es ebenfalls kennen, einfach nur allgemein Lust zu haben irgendwas zu naschen oder knabbern, es muss nichts Bestimmtes sein. Das eine Mal ist es Lust auf irgendwas süßes, ein anderes Mal ist es vielleicht Lust auf irgendwas Salziges.

Dies ist mehr ein Hinweis, dass Sie sich nicht ausgewogen genug ernähren und Ihr Körper verschiedene Nährstoffe vermisst, um richtig arbeiten zu können. Hier sollten Sie noch einmal einen genaueren Blick auf Ihren Speiseplan werfen, um zu schauen, was genau Ihnen an Nährstoffen fehlt. Der Griff nach Knabberkram oder irgendwas Schnellem wird diese Lust noch irgendwas zu naschen sowie einen Nährstoffmangel nur sehr zeitbegrenzt stillen.

Notfall-Checkliste

Sie sind erfolgreich mit Ihrer zuckerfreien Ernährung, doch plötzlich ist die Lust auf etwas Süßes doch da und Sie kämpfen stark mit sich einfach aufzugeben?

Verzagen Sie nicht, es ist durchaus in Ordnung hin und wieder etwas Süßes zu essen, aber eben nur in Maßen und nicht in Massen, sodass Sie letztlich an einer Hand abzählen können, wie oft Sie Zucker in einem Jahr verzehrt haben. Doch gerade am Anfang Ihrer neuen zuckerfreien Ernährung, kann es noch öfter vorkommen, noch einmal mehr Lust auf etwas Süßes zu bekommen. Wenn Sie da jedoch gleich nachgeben, dann können Sie direkt von vorne anfangen. Das wäre schade, nachdem Sie schon weit gekommen sind und Zucker nicht mehr auf Ihrem Speiseplan stehen haben. Dafür gebe ich Ihnen hier noch ein paar abschließende Tipps, damit Sie weiterhin am Ball bleiben können. Ich bin fest überzeugt, dass auch Sie es schaffen werden.

1. Trinken Sie ein Glas Wasser. Denken Sie dran, Hunger und Lust auf Süßes wird oft mit Durst verwechselt und ein bisschen mehr Wasser zu trinken, ist allgemein gesund.
2. Knabbern Sie zwischen den Mahlzeiten auf ein paar naturbelassenen Mandeln oder Cashews. Die extra Portion an Protein und Ballaststoffen hält Ihren Blutzuckerspiegel stabil. Sonnenblumenkerne sowie

Kürbiskerne eignen sich genauso gut.

3. Legen Sie eine kurze Pause für ein schnelles Workout ein.

4. Greifen Sie zu Obst wie ein Stück Ananas oder ein paar Weintrauben. Gerade Weintrauben lassen sich wunderbar naschen.

5. Fügen Sie Ihrem Essen eine Prise Safran hinzu. Eine Studie fand heraus, dass Safran die Lust zum Naschen reduziert und man sich länger gesättigt fühlt.

Wenn Ihnen „*Abnehmen am Bauch*“ gefallen hat, hinterlassen Sie gerne eine Kundenrezension auf Amazon und empfehlen Sie es weiter an Ihre Freunde.

Impressum

Thomas Langner, Groner Straße 41, 37073 Göttingen

Version 20.07.2018

11713758R00105

Printed in Germany
by Amazon Distribution
GmbH, Leipzig